AF456052

ÉTUDE PRATIQUE

DE

LA PEPSINE

PAR

E. CHASSAING

Pharmacien de 1re classe,
Lauréat de la Société de Pharmacie de Paris,
Officier d'Académie.

PARIS
OCTAVE DOIN, ÉDITEUR
8, PLACE DE L'ODÉON, 8

1888

ÉTUDE PRATIQUE

DE

LA PEPSINE

ÉTUDE PRATIQUE

DE

LA PEPSINE

PAR

E. CHASSAING

Pharmacien de 1re classe,
Lauréat de la Société de Pharmacie de Paris,
Officier d'Académie.

PARIS
OCTAVE DOIN, ÉDITEUR
8, PLACE DE L'ODÉON, 8

1888

INTRODUCTION

C'est en France, il y a une trentaine d'années, que Corvisart, pour la première fois, préconisa l'emploi du ferment soluble connu sous le nom de *pepsine*. Cet emploi s'est généralisé depuis et la pepsine occupe aujourd'hui une place importante dans l'arsenal thérapeutique.

Déjà, dans l'édition de 1866, les membres de la commission du *Codex* faisaient figurer ce ferment parmi les produits qui doivent se trouver dans l'officine du pharmacien, et sa place lui a été conservée dans l'édition publiée en 1884.

Les pharmacopées de presque tous les pays l'ont enregistrée à leur tour ; mais nulle part on ne trouve décrit un procédé pratique de fabrication. Cependant, pour faire face à la consommation de la pepsine — consommation qui se chiffre par des milliers de kilogrammes, — il existe certainement des procédés qui sont restés le secret de ceux qui les ont trouvés.

En 1866, la commission du *Codex* adopta et publia, à la suite du remarquable rapport de l'un des professeurs les plus illustres et les plus estimés de l'École de pharmacie de Paris, de Guibourt, un procédé de fabrication qui, par ses données principales, rappelait celui qui, vingt années auparavant, avait été indiqué par Wasmann.

Ce procédé n'a jamais été industriellement appliqué; il n'était du reste pas sérieusement applicable. Nous l'étudierons plus tard; mais, dès maintenant, nous pouvons bien dire que le rendement obtenu était insignifiant et que, par suite, le prix de la pepsine était très élevé. De plus, le titre digestif du produit était faible et le mode opératoire présentait certains dangers. Ainsi obtenue, la pepsine pouvait, malgré tous les soins apportés, contenir des traces de sel de plomb, et l'on devait aussi craindre les émanations d'hydrogène sulfuré.

Dans la nouvelle édition de 1884, le *Codex* n'a publié aucun procédé de fabrication de la pepsine, laissant à l'industrie le soin de l'obtenir et n'exigeant du pharmacien qu'un essai physiologique préalable.

Quelques pharmacopées étrangères ont indiqué des procédés ; mais ceux-ci, bien que ne présentant pas les inconvénients de celui préconisé par notre *Codex* de 1866, ne donnent cependant pas la solution du problème.

On peut, en effet, en jetant un coup d'œil sur les quelques modes de préparation officiels publiés jusqu'à ce jour, se convaincre que le produit est : 1° ou insoluble — grave inconvénient pour les préparations contenant des solutions filtrées de pepsine ; — 2° ou soluble sans grande valeur physiologique ; — 3° ou soluble encore, mais d'un prix de revient exagéré.

Le titre de ce travail indique le but que nous avons l'intention d'atteindre. Nous devrons quelquefois nous écarter un peu de notre sujet, mais c'est toujours sur le côté pratique que nous insisterons.

Nous diviserons cette étude en six parties : la première sera consacrée à un aperçu général des ferments solubles;

La deuxième comprendra l'étude sommaire de la muqueuse stomacale dans les différents animaux vertébrés et celle de son principal produit, le suc gastrique.

Nous arriverons ainsi au principe actif de ce suc « la pepsine » qui fait l'objet de ce travail. Après en avoir étudié l'origine, nous exposerons les divers procédés de fabrication et nous développerons celui que nous employons. Nous insisterons ensuite sur un point capital « le mode d'essai de la pepsine » ce qui nous amènera à parler de ses propriétés.

Nous signalerons enfin les substances incompatibles avec la pepsine et discuterons les préparations officinales à base de ce ferment.

ÉTUDE PRATIQUE

DE

LA PEPSINE

CHAPITRE PREMIER

COUP D'ŒIL GÉNÉRAL SUR LES FERMENTS SOLUBLES

Les anciens désignaient sous le nom de fermentation un phénomène produit sans cause apparente et donnant lieu à une élévation de température ainsi qu'à un dégagement gazeux abondant qui amenait le boursouflement de la masse. Il n'existe plus aujourd'hui qu'un lien très indirect entre le sens étymologique du mot et le phénomène lui-même.

Une fermentation, dit Schutzenberger, n'est, somme toute, qu'une réaction chimique dans laquelle un composé organique — la matière fermentescible — se modifie dans un sens déterminé sous l'influence d'un autre composé organique — le ferment — qui ne fournit rien de sa propre substance aux produits de la réaction, ceux-ci étant formés uniquement aux dépens de la matière fermentescible.

Dans toute fermentation trois choses sont donc à considérer : *le principe fermentescible; les produits qui se forment pendant la fermentation; le ferment.*

Le principe fermentescible, ou plutôt les principes fermentescibles appartiennent tous au règne organique et rentrent dans la plupart des groupes qui le constituent.

Les carbures, c'est-à-dire les corps les plus simples comme structure moléculaire et se rapprochant davantage du règne minéral, paraissent ne pas être susceptibles de subir l'action des différents ferments. Les alcools, les aldéhydes, les acides, les éthers, les amines et les amides, au contraire, sont éminemment aptes à être transformés. Seulement, suivant la classe à laquelle s'adresse la fermentation et suivant surtout le ferment qui agit, les produits de la réaction sont plus ou moins complexes.

Souvent la fermentation se traduit par un simple phénomène d'hydratation : telle la fermentation alcoolique du sucre de canne, dans laquelle l'invertine, principe contenu dans le suc cellulaire de la levûre de bière ou de toute autre levûre similaire, dédouble le sucre en ses deux constituants, le glucose et le lévulose; telle encore, la fermentation de l'urée, qui, sous l'influence du micrococcus ureæ, fixe de l'eau et régénère ses constituants, l'acide carbonique et l'ammoniaque, etc.

Rarement l'action du ferment se borne à une oxydation, ainsi qu'on le constate dans l'acétification.

Quelquefois le phénomène, commençant par une hydratation, se continue en attaquant plus profondément la molécule et la dédoublant en un produit unique; mais alors l'action du ferment n'est plus aussi simple. La décomposition a lieu en deux temps et, à côté du ferment analogue à l'invertine, apparaît la spécificité du ferment en tant qu'être vivant. C'est ainsi que le sucre de lait, sous l'influence du ferment lactique, se dédouble d'abord en ses deux constituants, les deux galactoses isomères, et que ceux-ci donnent ensuite l'acide lactique.

D'habitude, cependant, la destruction de la molécule est plus complète et les produits résultant de l'action du ferment sont beaucoup plus nombreux. La fermentation alcoolique, où le glucose et le lévulose donnent de l'alcool, de l'acide carbonique, de la glycérine et l'acide succinique, est universellement connue. La décomposition des matières azotées sous l'influence du suc pancréatique commençant à la peptone et allant jusqu'à la leucine et la tyrosine; la putréfaction; etc., rentrent aussi dans le même groupe.

Les produits de plus en plus simples formés ainsi sont de plus en plus facilement absorbables, et, sous l'influence de ces êtres microscopiques ou de leurs sécrétions, les matériaux, d'abord inaptes à la vie végétale ou animale, deviennent dialysables et concourent finalement au grand acte de la vie.

Parmi ces fermentations, quelques-unes ont été connues de toute antiquité sans que cependant on en expliquât la cause.

La science, dans ces deux derniers siècles, depuis Lavoisier surtout, a singulièrement élucidé cette question, et nous pouvons aujourd'hui caractériser la cause de toute fermentation, le FERMENT : une matière azotée, d'origine animale ou végétale, capable, sous un faible poids, de déterminer le phénomène, presque toujours sans y concourir chimiquement, par ses éléments constitutifs.

Une fermentation demande en général

son ferment spécial. La fermentation alcoolique du sucre s'établit rapidement en présence de la levûre de bière; la fermentation de l'amidon, en présence de la diastase, etc., etc.

Les ferments peuvent se diviser en ferments figurés et en ferments solubles.

Les ferments figurés sont formés d'organismes vitaux appartenant soit au règne végétal — levûre de bière — soit au règne animal — bactéridies. — Ils possèdent une forme déterminée et ce serait à leur vitalité propre qu'il faudrait attribuer les transformations chimiques.

Les ferments solubles, que nous désignerons spécialement sous le nom de *zymases* ou *diastases* et que nous diviserons en deux groupes : diastases animales — diastases végétales, prennent naissance sous l'influence de certaines conditions dans les deux règnes organiques et dans des organes d'êtres vivants. Ils n'ont pas de forme propre et sont, croit-on, dénués de toute organisation.

Ces diastases ont toutes à peu près la même composition chimique, sont analogues à l'albumine et renferment pour cent 45 à 54 de carbone, 6 à 7 d'hydrogène, 12 à 15 d'azote, des traces de soufre, 25 à 30 d'oxygène et des phosphates en quantité considérable.

Convenablement préparées, elles sont solides, amorphes, sous forme d'une poudre gris jaunâtre, solubles dans l'eau, dans le vin et les solutions alcooliques faibles, insolubles dans l'alcool absolu, précipitables par les acétates neutre et basique de plomb, non précipitables par le tanin, le sublimé corrosif, et ne se colorant pas en jaune par l'acide nitrique.

Comme les ferments figurés, elles s'altèrent rapidement sous l'influence d'une température élevée, mais, bien avant 100°, elles perdent toute propriété spécifique.

Une faible quantité de ferment soluble peut opérer le dédoublement d'une grande quantité de matières fermentescibles : ainsi, 1 gramme de bonne diastase végétale saccharifie 2,000 fois son poids d'empois d'amidon.

Certains auteurs allemands ont même admis que leur action est indéfinie, si on a le soin d'enlever par la dialyse les produits de la réaction. Si ce fait est exact, ils se comporteraient comme les ferments organisés qui agissent tant qu'ils trouvent, dans le milieu où ils sont, les éléments nécessaires à leur nutrition. Mais la preuve n'est pas faite et les résultats que M. Berthelot a obtenus, en examinant le ferment testiculaire pendant son action, seraient de nature à établir que cette action est limitée. Ce savant, en effet, analysant le tissu testiculaire qui lui servait à faire la magnifique synthèse du glucose en partant de la mannite et de la glycérine, constata qu'en même temps que le tissu testiculaire agit, il s'altère d'une manière continue et se décompose. Le carbone peut y diminuer de 54 à 46 0/0, l'azote de 16 à 4, tandis que l'hydrogène s'accroît de 7,3 à 8 et l'oxygène de 23 à 39.

Bouchardat a démontré que les ferments figurés différaient des ferments solubles par la manière dont ils se conduisaient en présence de certaines substances chimiques. Il a vu que les sels mercuriels, l'alcool, l'éther, l'acide prussique, l'essence de girofle, de térébenthine, de moutarde, etc., tuaient ou annihilaient les ferments figurés et n'avaient aucune action sur les zymases. D'après Mentz, les mêmes phénomènes se produisent par le chloroforme. Quant au borax, il donne des résultats tout à fait opposés, que Dumas a mis en évidence, en montrant que, sous l'influence du borax, le ferment soluble sécrété par la levûre de bière n'a pas d'action sur le sucre de canne ; de même, on peut, dit-il, faire réagir l'émulsine sur l'amygdaline sans remarquer le dégagement caractéristique de l'essence d'amandes amères ; de même aussi l'amidon lui-même reste indemne en présence de la diastase. Les ferments figurés, au contraire, sont à peine retardés par la présence de ce sel.

La fermentation alcoolique du glucose se continue malgré le borax.

P. Bert a également remarqué que, pour reconnaître à quel genre de phénomène on avait affaire, on pouvait utilement faire usage de l'oxygène à forte pression. D'après cet auteur, les fermentations figurées s'arrêteraient rapidement sous l'influence de l'oxygène comprimé, tandis que l'action des ferments solubles ne serait nullement interrompue par l'oxygène.

Les ferments solubles sont doués, comme les ferments figurés, d'une spécificité propre; de même que la levûre de bière réagit spécialement sur le groupe des glucoses, la diastase porte uniquement son action sur le groupe des amyloïdes; la synaptase agit sur une série de corps doués des mêmes fonctions chimiques, telles que l'amygdaline, la salicine, l'arbutine, la daphnine, etc. Cette spécificité si remarquable dans les ferments solubles et les ferments figurés d'origine végétale, se rencontre également dans les ferments solubles d'origine animale. La pepsine agit sur le groupe des albuminoïdes, et si le suc pancréatique réagit sur plusieurs corps, c'est qu'il contient plusieurs ferments. En effet, dans ces derniers temps, on a pu isoler de ce liquide trois ferments distincts portant chacun son action sur un groupe de corps. Ces trois ferments ont été nommés amylopsine, myopsine et stéapsine.

Les ferments solubles sont moins actifs que les ferments figurés. Les ferments figurés développent de la chaleur et produisent de la force vive en accomplissant leur fonction physiologique, tandis que les ferments solubles ne peuvent disposer comme activité propre que de celle qui résultera de leur propre destruction. Aussi, les modifications chimiques produites par les ferments figurés sont beaucoup plus radicales. Les ferments solubles, comme le fait remarquer M. Gautier, se bornent, en général, à faire subir des transformations isomériques à la matière, à l'hydrater, ou à la dédoubler suivant des lois très simples, mais ils ne touchent pas la nature intime et profonde de la molécule.

Les ferments solubles animaux sont très nombreux. Magendie a vu l'empois d'amidon transformé en glucose par le sérum du sang. Liébig attribue les mêmes propriétés à beaucoup de tissus animaux en voie de décomposition. Cl. Bernard a produit les mêmes phénomènes avec le liquide séreux retiré des fosses nasales pendant un coryza aigu. M. Béchamp a signalé dans l'urine la présence d'un ferment qu'il appelle néphrozymase. Ce ferment a la propriété de saccharifier l'amidon et de dissoudre les albuminoïdes; on ne devra pas le confondre avec celui que sécrète le micrococcus ureæ, lequel, on le sait, transforme l'urée en carbonate d'ammoniaque.

Cl. Bernard considère le lait comme une émulsion de graisse produite et maintenue par un ferment soluble analogue à la stéapsine du pancréas. Ce ferment est précipitable par le sulfate de magnésie et entraîne avec lui, en se précipitant, la matière grasse. Le même auteur fait remarquer que le lait, en sortant de la glande mammaire, se trouve dans les mêmes conditions que les corps gras qui ont subi l'action de la stéapsine dans l'intestin, c'est-à-dire contient de la matière grasse toute préparée pour l'absorption. Cette émulsion préalable de la matière grasse du lait est nécessaire, car cet aliment s'adresse spécialement aux jeunes enfants, et, chez les enfants, le suc pancréatique a peu d'action.

Les graisses, au contact de l'air, entrent également très rapidement en fermentation : elles se dédoublent en acide gras peu odorant et en glycérine. L'agent de ce dédoublement est certainement produit par un ferment soluble.

Dans le foie, se trouve une substance particulière signalée par Cl. Bernard et qui, sous l'influence d'un ferment spécial, se transforme en glucose.

Dans les muscles à l'état actif, on a signalé la présence d'un acide appelé acide sarcolactique qui paraît provenir de la fermentation du sucre musculaire (*Inosite*) sous l'influence d'un ferment soluble encore inconnu.

La nutrition elle-même, d'après Cl. Bernard, dépend d'une fermentation ou plutôt d'une série de fermentations. L'auteur rentre ainsi dans les idées de Van Helmont, de Descartes, de Willis, etc., qui attribuaient les fonctions de la vie à des fermentations. Mais où est l'agent de cette fermentation? Là, les auteurs ne sont point d'accord: les uns attribuent ce phénomène à des ferments solubles liquides en circulation dans le sang; les autres, aux éléments anatomiques eux-mêmes.

Les travaux concordants de Cl. Bernard, de Schiff, de Magendie, ont démontré la présence d'un ferment soluble dans le sang des animaux vivants. Ce ferment réagit sur le glycogène et l'amidon à la manière des diastases. Mais, particularité très curieuse, chez certains groupes d'animaux, la présence de ce ferment paraît intermittente. La grenouille nous en offre un exemple remarquable : la dextrine injectée dans les veines de ces batraciens se conduit d'une façon bien différente suivant la période de l'année à laquelle l'expérience a lieu. Au printemps et en été (période pendant laquelle le ferment existe dans le sang), la dextrine injectée dans les veines est saccharifiée et n'apparaît pas dans les urines. En hiver, au contraire, la dextrine circule dans le torrent sanguin sans subir aucune métamorphose et s'élimine par les reins à la manière des produits inertes.

Strecker attribue également à un ferment soluble les dédoublements si complexes qui se manifestent dans les composés biliaires. Les acides taurocholique et glycocholique, sous son influence, absorberaient les éléments de l'eau et se transformeraient en taurine et acide cholalique ou en glycocolle et acide cholalique.

D'autres savants vont encore plus loin; ils ont considéré les virus, les venins, les miasmes, comme des zymases qui font subir des transformations et des dédoublements moléculaires pathologiques aux composés si complexes et si irritables de l'organisme vivant.

Quant à la connaissance exacte des phénomènes de la digestion elle est de date récente.

Les anciens n'avaient que des idées extrêmement vagues sur la nature de l'acte qui permet l'assimilation des matières ingérées.

Hippocrate attribuait la digestion à une sorte de coction, de cuisson, πέψις (d'où le nom de pepsine). Il pensait que les aliments, à la faveur de la chaleur centrale du corps, subissaient une élaboration identique à celle que leur ferait subir une cuisson véritable.

Galien mettait en jeu trois organes : l'estomac, l'intestin et le foie. Il croyait que, sous l'influence de ces organes, les aliments subissaient des transformations qui les rapprochaient du liquide sanguin.

Une autre théorie est due à Plistonicus, élève de Paraxagore. Pour lui, les aliments subissaient, dans le tube digestif, des phénomènes de putréfaction analogues aux décompositions des matières organiques à l'air. Cette théorie a eu cours dans la science pendant un certain temps.

Van Helmont attribuait la digestion à une sorte de fermentation. D'après cet auteur, le point de départ de cette fermentation était un levain résidu des digestions précédentes, et, sous l'influence de ce ferment, l'aliment subissait dans l'économie six transformations successives : la première dans l'estomac ; la deuxième dans l'intestin ; la troisième dans le foie ; la quatrième dans le cœur ; la cinquième dans le poumon où les aliments se changeaient en esprits animaux ; et la sixième dans la « cuisine des membres ».

Érausicrate attribuait la digestion aux mouvements de l'intestin. Cette opinion a été adoptée par les iatromécaniciens et a survécu un certain temps à son auteur.

Jusqu'ici, on le voit, les auteurs, n'appuyant leur théorie sur aucun fait positif, laissaient un libre cours à leur imagination.

Aux seizième et dix-septième siècles, l'Académie del Cimento, de Florence, s'occupa tout particulièrement de cette question. Mais, après de nombreuses expériences, l'assemblée se divisa. Les uns ne voyaient dans la digestion qu'un travail purement mécanique de trituration de l'aliment par les parois de l'estomac. Les autres ne considéraient la digestion que comme le résultat d'une dissolution effectuée par les sucs de l'estomac.

Avec Réaumur (1683-1757) commença une série d'expériences précises qui vinrent apporter la lumière sur la question. Les mouvements de l'estomac n'étaient plus qu'une condition secondaire de la digestion, et c'était à l'action du suc gastrique qu'était due l'élaboration de l'aliment.

Profitant de la faculté qu'ont certains

oiseaux de proie (éperviers, buses, faucons) de rejeter les aliments non digérés, Réaumur enferma des fragments de viande dans des tubes métalliques à parois résistantes et percées de trous. Ces tubes étaient introduits dans l'estomac de ces oiseaux qui les rejetaient après un temps plus ou moins long.

Il constatait alors que la viande avait disparu en partie et que le reste avait subi des modifications profondes. Les tubes avaient conservé leur forme primitive. Ce résultat ne pouvait donc être attribué qu'à la seule action du suc gastrique.

Réaumur vit aussi que les diverses graines de céréales enfermées dans ces tubes n'éprouvaient dans l'estomac aucune modification. Il en conclut que le suc gastrique bornait son action à la transformation des substances analogues à la viande.

Quelques années plus tard, l'abbé Spallanzani, continuant les expériences de Réaumur, faisait faire à cette question de nouveaux progrès. Il constata que la digestion pouvait s'effectuer en dehors de l'estomac et, le premier, il réussit à faire de véritables digestions artificielles en faisant agir sur de la viande le suc gastrique retiré de l'estomac de différents animaux.

Il paraissait donc ainsi bien prouvé qu'au suc gastrique seul appartenait l'action dissolvante de l'aliment, et il restait bien peu à faire pour éclaircir le phénomène essentiel de la digestion.

Chaussier et Dumas (de Montpellier) cependant, en prétendant que le suc gastrique n'avait aucun caractère fixe, qu'il était approprié à la nature de l'aliment et variable avec elle, vinrent embrouiller la question. De son côté, Génin (de Montpellier) augmentait cette complication en soutenant que le suc gastrique n'était autre chose que l'acidification des liquides salivaires. De plus, Wilson Philipps croyait ne devoir attribuer l'acte de la digestion qu'à la force vitale et nerveuse.

En 1823, l'Académie des sciences, désirant sortir de ce chaos, mettait au concours le sujet suivant : « Déterminer par une série d'expériences chimiques et physiologiques quels sont les phénomènes qui se succèdent dans les organes digestifs durant la digestion. »

Deux mémoires importants furent produits : l'un dû à MM. Tiedmann et Gmelin, l'autre à MM. Leuret et Lassaigne. Se servant de la méthode des digestions artificielles, ces physiologistes démontrèrent que c'était bien le suc gastrique seul qui intervenait dans l'acte de la digestion stomacale, et que, si le contenu de l'estomac est quelquefois neutre ou alcalin, la muqueuse elle-même est toujours acide au niveau des glandes pepto-gastriques.

Ces résultats furent confirmés d'une façon éclatante par les expériences classiques que fit M. W. Beaumont sur un Canadien atteint, à la suite d'une blessure, d'une fistule gastrique. M. Beaumont put ainsi se procurer facilement et à tout moment du suc gastrique et étudier sur l'être vivant lui-même l'acte de la digestion.

Jusqu'à présent, on le voit, toutes les expériences avaient été faites avec le suc gastrique sécrété par l'animal vivant.

Le premier, Éberlé se servit de morceaux de membrane muqueuse qu'il fit infuser dans de l'eau acidulée par de l'acide chlorhydrique. Il obtint ainsi un liquide digestif factice avec lequel il put répéter et confirmer les expériences faites avec le suc gastrique naturel.

Dès lors, l'expérimentation devenait facile, et Wasmann (1839), en étudiant le suc artificiel, put en retirer la pepsine, principe déjà entrevu par Swann et signalé par lui comme étant l'agent spécial de la digestion gastrique.

Il ne restait plus qu'à étudier l'organe producteur du suc gastrique, le mécanisme de la sécrétion et les produits résultant de l'action de cette sécrétion sur l'aliment azoté qui seul, on le savait depuis les expériences de Réaumur et celles surtout de Leuret et Lassaigne, est transformé par le suc gastrique.

C'est cette étude que nous allons faire pour arriver à la conclusion pratique que nous avons en vue : « la fabrication de la pepsine ». Sans donc nous attarder davantage dans le développement historique de la question, entrons dans notre sujet et étudions l'enveloppe muqueuse de l'estomac dans laquelle sont situées les glandes à pepsine.

CHAPITRE II

MUQUEUSE STOMACALE ET SUC QU'ELLE SÉCRÈTE

Au premier coup d'œil, on peut distinguer dans la membrane muqueuse de l'estomac deux parties bien distinctes :

La première, avoisinant les régions cardiaque et pylorique, est mince et d'une couleur pâle, blanc jaunâtre.

L'autre, située vers la grande courbure et du côté du grand cul-de-sac, est au contraire épaisse, rouge foncé, turgescente. Ces caractères laissent déjà prévoir qu'elle est le siège d'un afflux sanguin considérable et par suite d'une action vitale des plus importantes.

Examinée au microscope, cette membrane montre une infinité de glandes simples ou composées, parmi lesquelles il est facile de faire une distinction bien nette. Les unes se trouvent un peu partout, mais surtout vers la région pylorique ; elles sont tubuleuses, ramifiées, tapissées dans toutes leurs parties d'un épithélium cylindrique. Leur fonction est de sécréter du mucus, d'où le nom qui leur a été donné de *glandes muqueuses*.

Les autres — *glandes à pepsine* — plus particulièrement localisées vers la grande courbure, sont simples ou composées. D'abord tapissées d'épithélium cylindrique à leur partie la plus superficielle, elles ont leurs cavités remplies par des cellules polygonales à noyaux. Ce sont là les cellules à pepsine, les vraies cellules à suc gastrique.

Cette disposition, vraie au point de vue général, est cependant légèrement variable, suivant les animaux, au point de vue de leur situation et de leurs dimensions.

C'est ainsi, par exemple, que parmi les

mammifères, chez le cochon, les glandes à pepsine sont très développées et localisées dans la partie moyenne du viscère, tandis que les glandes à mucus se montrent surtout à ses deux extrémités.

Chez le bœuf, que nous prenons comme type des ruminants, c'est la caillette seule (4e estomac) qui contient les glandes à suc gastrique ; mais là encore (d'après M. Sappey), nous pouvons faire une distinction bien nette. En effet, ce serait la partie de la caillette se continuant avec le feuillet qui contiendrait les glandes à suc gastrique, tandis que les glandes à mucus se trouveraient vers la région pylorique.

Chez les oiseaux, la sécrétion gastrique est localisée au ventricule succenturié, et les glandes y affectent une forme plus complexe. Les glandes à mucus au contraire sont situées dans le gésier.

Chez les reptiles et les batraciens, on trouve des glandes à mucus et à pepsine distinctement localisées. Cependant, d'après Swiecicki, chez la grenouille, la localisation n'existerait guère, puisque l'œsophage contiendrait plus de pepsine que l'estomac.

Chez les poissons, l'estomac ne peut guère être différencié de l'œsophage que par la présence des glandes à pepsine, et celles-ci sont moins ramifiées que celles des classes précédentes.

Dans les autres classes, l'estomac est de plus en plus difficile à caractériser, et l'on ne saurait le définir autrement que par la partie du tube digestif présentant une sécrétion acide.

Du reste, à part le porc, les ruminants, les oiseaux et les poissons, aucun autre groupe d'animaux n'a été jusqu'ici utilisé pour préparer la pepsine et ne nous paraît du reste utilisable. Aussi, sans insister davantage, revenons-nous à la sécrétion.

Lorsqu'on examine l'estomac d'un animal à jeun, cet estomac est vide, plissé, la membrane muqueuse est d'une coloration pâle et recouverte d'un mucus grisâtre, à réaction alcaline. Si, au contraire, on sacrifie cet animal en plein travail de digestion, on remarque que cette muqueuse tout à l'heure pâle, exsangue et recouverte d'un simple mucus alcalin, est maintenant rouge, turgescente, vascularisée, et que le bol alimentaire est imprégné d'un suc à réaction franchement acide.

Ainsi donc le phénomène essentiel, conséquence de l'arrivée de l'aliment dans l'estomac, est d'une part, l'excitation de cet organe, de l'autre la sécrétion d'un suc acide.

Dès l'apparition de l'aliment, au moment même où le contact s'établit, l'estomac entre en activité. Certains mouvements se manifestent, le mucus se détache, et, de la partie de la muqueuse que nous avons spécifiée précédemment, suinte goutte à goutte un liquide caractéristique: « le suc gastrique ». Si, au lieu d'un aliment, on introduit dans l'estomac un corps quelconque, ou bien encore, si l'on excite mécaniquement la membrane muqueuse, on observe la même série de phénomènes apparents ; mais le suc sécrété est loin de posséder toutes les qualités du premier. Si, en effet, on compare la composition chimique des sucs sécrétés dans les deux cas, on constatera, dans le cas d'excitation artificielle, une grande diminution de pouvoir peptonisant et par conséquent de l'un des principes les plus essentiels : « la pepsine ».

La même différence existe aussi entre le suc sécrété au début de la digestion normale, et celui produit pendant le cours de cette opération. Faible tout d'abord, le suc acquiert pendant le travail une grande puissance digestive.

Cette remarque a conduit M. Schiff à émettre une théorie ingénieuse qui, à la rigueur, pourrait en expliquer la cause. D'après ce savant auteur, le suc gastrique ne posséderait toute son action que quelque temps après l'ingestion de l'aliment dans l'estomac (une demi-heure à une heure environ). Les premières parties digérées introduiraient dans le sang des matériaux qui exciteraient les glandes à pepsine et seraient utilisés par elles. En un mot, les peptones seraient pepsinogènes, et cela expliquerait la raison d'être du conseil donné par ce physiologiste d'absorber un peu de bouillon une heure environ avant le repas.

Cette distinction entre le suc gastrique recueilli pendant les différentes phases de la digestion, corroborée à la rigueur par les divers aspects que ce suc peut présenter, l'est aussi par les analyses qui en ont été données.

A l'état normal, le suc gastrique est un liquide complexe, limpide, presque incolore, d'une odeur fade, d'une saveur légèrement acide et d'une densité variable de 1001 à 1010. L'action de la chaleur ne le trouble pas. Soumis à l'évaporation, il laisse un résidu azoté brunâtre, d'un poids très variable suivant sa pureté et l'état de l'estomac au moment où il a été recueilli. Les deux analyses ci-dessous en sont une preuve.

	C. SCHMIDT	CL. BERNARD
Eau................	994,404	956,555
Matières organiques.	3,195	36,603
Acide chlorhydrique.	0,200	»
Chlorure de calcium.	0,061	»
Chlorure de sodium.	1,465	4,633
Chlorure de potassium	0,550	
Chlorure d'ammonium	0,125	»
Phosphates : chaux.		0,961
— fer....		0,006
— magnésie...		0,260

Dans ces deux analyses, outre la variation énorme (1) dans la quantité des matières organiques et aussi dans celle des sels minéraux, l'élément de l'acidité est indiqué par Schmidt comme étant de l'acide chlorhydrique, tandis que Cl. Bernard n'en fait aucune mention (2) et voit du reste peu d'importance dans la déter-

(1) Variations explicables certainement, parce que les liquides n'ont pas été recueillis dans les mêmes conditions physiologiques.

(2) Voir le tableau ci-dessus.

mination de la nature de l'acide. Il y a là cependant au point de vue pratique de la préparation et de l'action de la pepsine une question de première importance à élucider, et il n'est pas étonnant de voir les nombreux efforts tentés par les physiologistes pour arriver à la résoudre.

Tous ceux qui se sont occupés de ce ferment ont dû étudier l'acide qui l'accompagne nécessairement, d'autant plus que plusieurs opinions ont été émises concernant l'action de l'acide du suc gastrique sur les matières albuminoïdes. Les uns, considérant l'acide comme étant un acide libre, lui attribuent le rôle principal et ne voient dans la pepsine qu'un agent d'accélération (Tiedmann et Gmelin, Bouchardat, etc.). D'autres, restreignant le rôle de l'acide, considèrent la pepsine comme le principal agent (Beaumont, Mialhe, etc.). D'autres enfin admettent que l'action du ferment et l'action de l'acide sont simultanées et nécessaires

(Meissner et la plupart des physiologistes).

De toutes les opinions émises qui attribuaient l'acidité à la présence de l'acide acétique (Tiedmann et Gmelin), de l'acide butyrique (Frérichs), du phosphate acide de chaux (Blondlot), de l'acide lactique (Berzélius, etc.), de l'acide chlorhydrique (Prout, Children, Schiff, etc., etc.), deux seulement ont survécu. L'acide lactique et l'acide chlorhydrique ont seuls aujourd'hui des partisans.

L'acide acétique et l'acide butyrique, en effet, n'ont jamais été trouvés dans le suc gastrique pur et on n'en trouve quelques traces qu'après un séjour assez prolongé des aliments dans l'estomac. On peut donc admettre qu'ils proviennent de la transformation des substances alimentaires. Quant au phosphate acide de chaux, Melsens en a réfuté la présence en montrant que, placé dans l'estomac, le spath d'Islande y perd une partie de son poids, ce qui n'aurait pas lieu s'il y avait du phosphate acide. Le poids du spath au contraire devrait augmenter de la totalité du phosphate tricalcique formé.

Les motifs qui font admettre, par un certain nombre de physiologistes, la présence de l'acide lactique reposent sur les faits suivants :

1° L'acide oxalique donne un précipité dans le suc gastrique filtré, tandis que l'expérience a démontré que cet acide ne précipite pas la chaux dans un mélange contenant un millième d'acide chlorhydrique ;

2° Lorsqu'on distille du suc gastrique, les premières gouttes qui passent à la distillation possèdent une réaction neutre ; tandis que, si l'on distille une solution d'acide chlorhydrique, les premiers produits sont acides ;

3° Si on ajoute au suc gastrique 2 millièmes d'acide chlorhydrique, le mélange, additionné d'amidon et porté à l'ébullition, transforme celui-ci en glucose ; le suc gastrique ne produit pas cette transformation;

4° Si on verse dans de l'eau acidulée avec de l'acide chlorhydrique du bioxyde de plomb, puis quelques gouttes de sulfate d'aniline, le liquide prend une teinte acajou foncé ; cette teinte est celle de l'eau rougie par le vin, quand, au lieu d'acide chlorhydrique, on met de l'acide lactique. Or, le suc gastrique, dans les mêmes conditions et sans addition préalable d'aucun acide, donne cette dernière réaction ;

5° Si l'on prend trois éprouvettes contenant, l'une de l'eau acidulée par de l'acide chlorhydrique à 2 pour 1,000, l'autre de l'eau au même titre acidimétrique, mais acidulée par de l'acide lactique, la troisième enfin du suc gastrique, et que dans chacune d'elles on verse quelques gouttes de violet de Paris, la couleur violette de ce réactif vire au vert dans la première ; elle n'est qu'atténuée dans les deux autres.

Si l'on admet que l'acide chlorhydrique se trouve dans le suc gastrique à l'état de simple dissolution, il est assez difficile de répondre à toutes ces objections, quoique déjà les expériences de Schmidt, de Rabuteau, de Maly, ne laissent aucun doute sur la présence de l'acide chlorhydrique. Comment expliquer, en effet, qu'il y ait dans le suc gastrique plus de chlore que n'en comportent toutes les bases réunies (Schmidt); que le suc gastrique mette en liberté l'iode d'un mélange d'iodure et d'iodate, alors que l'acide lactique libre ne jouit pas de cette propriété (Rabuteau); que le suc gastrique décolore le vert de méthyle comme le ferait l'acide chlorhydrique et non l'acide lactique (Maly).

La solution du problème devient facile en admettant que l'acide chlorhydrique n'existe pas dans le suc gastrique à l'état de simple solution, mais à l'état de combinaison avec les produits nombreux qui le composent et particulièrement avec les matières organiques. Il suffit, du reste, de neutraliser du suc gastrique, puis de l'aciduler avec de l'acide chlorhydrique pour constater des réactions identiques, et cependant, dans ces conditions, on est bien sûr d'avoir affaire à une solution chlorhydrique et non lactique.

Mais n'anticipons pas. Avant d'aller plus loin, il importe de noter que l'hypothèse de l'acidité due à l'acide chlorhydrique n'exclut pas la présence de l'acide lactique et même des autres acides déjà cités. Comme le dit M. Ch. Richet : « Il suffira, en effet, qu'il arrive dans l'estomac des lactates, des malates, des acétates ou des butyrates, pour que l'acide libre du suc gastrique s'empare de la base de ces sels et mette en liberté les acides lactique, malique, acétique ou butyrique. Or, il serait bien plus difficile qu'on ne peut le supposer d'éliminer de l'alimentation tous les sels des acides organiques qui existent dans nos aliments. » Cette manière de voir rendrait plausible l'assertion d'Ewald, qui, d'un millier d'expériences faites sur des sujets auxquels il donnait une nourriture uniforme et bien réglée, croit pouvoir conclure à trois périodes digestives. La première, dit-il, dure de dix à trente minutes et est caractérisée par la présence de l'acide lactique dans l'estomac; dans la seconde, il y a à la fois de l'acide chlorhydrique libre et de l'acide lactique; enfin, ce dernier disparaît dans la troisième période, qui débute de trente à soixante minutes après le commencement de l'expérience.

Dans l'état pathologique, dit encore Ewald, les différentes périodes changent beaucoup, et la nature de l'acide peut alors devenir caractéristique. Szabo, par exemple, tout en admettant la coïncidence des acides lactique et chlorhydrique à l'état normal, a vu ce dernier faire défaut dans un cas de dyspepsie. Mais était-ce de la vraie dyspepsie? N'était-on pas plutôt en présence d'un carcinome, cas dans lequel, d'après Ewald, l'absence de l'acide chlorhydrique est tellement la règle, que lorsque ce dernier acide existe chez un malade que l'on regarde comme carcinomateux, il faut changer de diagnostic. Il ne nous appartient pas d'insister davantage. Notons cependant que, d'un grand nombre d'expériences instituées en Allemagne pour vérifier l'opinion d'Ewald, concernant surtout les périodes successives de la digestion, le Dr Calvin a déduit que : « Tout en comptant avec l'acide lactique, il est permis d'accorder à l'acide chlorhydrique le rôle principal dans la digestion et d'affirmer que, dans les estomacs normaux, sa présence est la règle et son absence l'exception. »

Pour arriver à démontrer que l'acide de l'estomac est bien de l'acide chlorhydrique, M. Ch. Richet, à qui l'on doit les travaux les plus récents sur ce sujet, s'était appuyé sur ce fait, que l'éther enlève à des solutions aqueuses d'acides minéraux ou d'acides organiques des traces seulement d'acides minéraux et des quantités d'acides organiques d'autant plus fortes que ceux ci y sont plus solubles. Pour chaque acide, l'éther et l'eau se partageant l'acide suivant un rapport constant (coefficient de partage de Berthelot) caractéristique de l'acide en expérience, il y avait là, en effet, une méthode permettant de déterminer dans un liquide organique ou minéral ne contenant qu'un seul acide la nature organique ou minérale de cet acide. De plus, si l'on a soin d'agiter à diverses reprises l'eau acidulée ou les liqueurs acides avec de nouvelles quantités d'éther, en prenant chaque fois le coefficient de partage, cette méthode permet aussi de voir s'il y a un mélange d'acide organique et d'acide minéral. Dans ce dernier cas, l'acide organique diminuant à chaque agitation, la série des coefficients de partage entre l'eau et l'éther doit en effet aller croissant, tandis que, s'il n'y a qu'un seul acide, le coefficient de partage reste toujours identique.

Or, en agissant sur du suc gastrique pur, M. Richet avait vu qu'avec une quantité déterminée de ce suc, contenant 21,7 d'acide, l'éther employé en même volume n'avait après agitation que 0,1 d'acidité, c'est-à-dire que le coefficient de partage était 217. En ajoutant au suc du lactate de baryte, l'éther dissolvait 1,2, tandis que le suc gastrique avait 11,7; le coefficient de partage était passé de 217 à 9,9, coefficient réel de l'acide lactique. En opérant sur une infusion récente de muqueuse de veau, comme avec le suc gastrique pur, l'éther dissolvait encore 0,1, tandis que l'eau en retenait 8,8 ; c'est-à-dire qu'ici encore le rapport n'avait rien de commun ni avec celui de l'acide lactique, ni avec celui d'aucun acide organique. Le suc gastrique pur et frais ne contenait donc qu'un acide minéral. Sa nature restait à prouver, et c'est encore par la méthode des coefficients de partage que M. Richet a cru y arriver.

« L'acide chlorhydrique, dit ce savant auteur, n'a pas de coefficient de partage appréciable, mais on peut manifester sa présence par une réaction très simple. En effet, ainsi que l'a montré M. Berthelot, si on met un acétate alcalin en excès en présence de l'acide chlorhydrique, le chlore se fixe sur le métal et l'acide acétique est mis en liberté. » Partant de ce principe, si l'on fait un volume de solution chlorhydrique d'une acidité égale à celle d'un même volume de suc gastrique ; si, dans les deux solutions on ajoute un excès d'acétate de soude et qu'on les agite avec un même volume d'éther, on doit théoriquement trouver le même coefficient de partage, et celui-ci doit être celui de l'acide acétique.

Mais, d'après M. Richet, l'expérience démontre qu'il n'en est pas ainsi, et que seule la solution aqueuse donne le véritable coefficient de partage de l'acide acétique, tandis que ce coefficient est plus élevé dans la solution du suc gastrique. L'acide du suc gastrique n'agit donc pas comme une solution aqueuse d'acide chlorhydrique. Il n'agit que partiellement et ne déplace pas complètement l'acide acétique des acétates. Tout l'acide chlorhydrique n'existe donc pas à l'état libre dans le suc gastrique.

Wasmann avait aussi entrevu ce fait et admis l'existence d'une véritable combinaison de l'acide avec la pepsine, combinaison comparable à l'acide sulfovinique, — ce qui est inadmissible en théorie (Wurtz). — M. Béchamp l'attribue à la combinaison de l'acide chlorhydrique avec la musculine. M. Richet croit à une association partielle de l'acide avec des bases faibles, telles que la tyrosine, la leucine, etc. Quoiqu'une pareille combinaison faite synthétiquement fournisse toutes les réactions du suc gastrique, les peptones jouissant des mêmes propriétés et ces principes se trouvant toujours en proportion très notable dans le suc gastrique, nous pensons que la partie de l'acide chlorhydrique combiné y existe de préférence associé aux peptones.

La méthode des coefficients de partage employée par Richet, très exacte lorsqu'il s'agit de produits purs, a été l'objet de quelques critiques reposant toutes sur ce que le suc gastrique est loin d'être un produit chimique défini. Il n'en est pas moins vrai qu'il n'y a plus maintenant de doute sur la présence de l'acide chlorhydrique dans le suc gastrique normal, et, à ce sujet, voici, d'après l'*Union médicale* (numéro 93, août 1887), les réactions susceptibles de confirmer ce fait :

1° On fait une solution de violet de méthyle à 2 p. 100, et on dispose parallèlement deux tubes à essai contenant chacun 50 centimètres cubes d'eau distillée. Chaque tube ayant été coloré par deux gouttes de la solution de violet, on verse dans l'un de l'eau distillée et, dans l'autre, une quantité égale de liquide de l'estomac. Si ce dernier contient de l'acide chlorhydrique, la liqueur tourne au bleu. D'après Uffelmann, il vaudrait mieux opérer dans un vase de porcelaine. Sensibilité maximum, 0,01 à 0,06 p. 100. Ainsi que le fait remarquer Lannois, il est difficile de saisir une modification minime entre le bleu et le violet ; de plus, des liquides gastriques acides et clairs, ne donnant pas la réaction, la fournissent quand on les a neutralisés et filtrés de nouveau. Comme nous avons pu le vérifier après Ewald, Cahn et von Mehring, les peptones masquent l'acide ; il en est de même de la salive et de la mucine au moins dans une certaine mesure. Enfin, des solutions d'acide lactique à 4 p. 1000 donnent aussi la couleur bleue ; cette proportion, il est vrai, est bien plus forte que celle d'acide chlorhydrique nécessaire. En fait, nous sommes de l'avis de l'agrégé de Lyon, lorsqu'il dit que le violet de méthyle n'est pas un réactif auquel on puisse se fier.

2° On dissout 1 gramme d'oranger Poirrier n° 4 (équivalent à la tropœoline 00 allemande) dans 100 centimètres cubes d'eau distillée. Puis plaçant des verres de montre sur un fond blanc, dans l'un on met de l'eau distillée et dans l'autre une quantité égale du liquide à examiner. Dans le cas où ce dernier renferme de l'acide chlorhydrique, le mélange avec quelques gouttes de la solution d'orangé prend une couleur variant du rouge carmin au brun sombre, selon la proportion d'acide. Avec l'acide lactique, dont une petite quantité ne gêne pas la réaction précédente, la couleur devient jaunâtre. Dujardin-Beaumetz regarde ce mode de recherches comme très sensible, quoique les peptones gênent la réaction. Excellent réactif tant que la proportion d'acide chlorhydrique n'atteint pas 0,5 p. 1000 ; au delà ne différencie pas d'avec les acides organiques.

3° On fait une solution à 2 ou 4 p. 100 d'acide phénique dans l'eau, et on ajoute une ou deux gouttes de perchlorure de fer, on obtient une liqueur améthyste qu'il faut préparer au moment du besoin, vu son instabilité. L'acide chlorhydrique la décolore ou donne une teinte gris d'acier, et l'acide lactique lui donne une coloration jaune. La réaction peut être troublée par la précipitation d'albuminoïdes et de phosphates, et, de plus, il faut bien s'assurer que le liquide examiné est acide, car, dans le cas contraire, la couleur jaune sale apparaîtrait ; il y aurait aussi coloration jaune par une grande quantité d'acide chlorhydrique ou d'acide organique. Ce procédé est certainement un des meilleurs pour distinguer l'acide lactique (Uffelman).

4° Lépine, Simonin et Lannois recommandent beaucoup le vert brillant dont la solution étendue est bleue. A 4 ou 5 centimètres cubes du liquide contenant de l'acide chlorhydrique, on ajoute 2 à 3 gouttes de la solution ; pour 0,1875 p. 1,000 d'acide, il se produit une teinte verte ; pour des quantités plus élevées, cette teinte tourne au jaune, qui devient manifeste à 1,5 p. 1,000. L'acide lactique ne gêne pas, mais ne peut être recherché par ce réactif. M. Lannois, qui a étudié soigneusement la solution de vert brillant, a reconnu que les causes d'erreur sont très-minimes.

Tout récemment Günsburg a proposé un mélange de : Vanilline, 1 partie ; Phloroglucine, 2 parties ; Alcool, 30 parties. L'avantage de ce réactif consiste surtout en ce qu'il ne subit aucune modification en présence de l'acide lactique. Avec l'acide chlorhydrique, au contraire, il donne, même avec de faibles doses, une réaction très nette.

CHAPITRE III

ORIGINE DE LA PEPSINE

Si la recherche de l'acidité du suc gastrique a donné lieu á de nombreuses hypothèses, l'origine de la pepsine, ou mieux l'état dans lequel ce ferment existe dans l'estomac, n'a pas donné lieu à moins de travaux, à moins de théories.

Quelques auteurs considèrent la pepsine comme existant à l'état liquide dans les glandes spéciales chargées de la sécréter. D'autres admettent qu'il existe dans ces mêmes glandes de fines granulations douées d'un certain mouvement, granulations auxquelles M. Béchamp donne le nom de *microzyma* et les Allemands celui de *microccus*. Ces microzymas sécréteraient une diastase qui serait la pepsine. D'autres (A. Gautier) croient que la pepsine se trouve dans la muqueuse et dans l'estomac sous les deux états soluble et insoluble, et que la pepsine insoluble peut lentement dans l'eau se transformer en pepsine soluble. D'autres enfin (Ebstein, Grützner, Podwysoski) assurent que ce ferment ne préexiste pas dans les glandes vivantes, et qu'il est une conséquence de la mort de ces glandes. Ils désignent l'état préalable du ferment sous le nom de *propepsine*.

Laissant de côté la première opinion dont nous aurons occasion de parler plus loin, nous dirons quelques mots de la seconde, de celle émise par M. Béchamp.

Nous ne saurions suivre M. Béchamp dans toutes les questions qu'il a soulevées au sujet des microzymas et sur le rôle de première importance qu'il leur fait jouer. Sans vouloir exposer cette théorie et surtout sans vouloir la discuter — nous dirons même, sans fausse honte, sans pouvoir la discuter — nous ne retiendrons que ce qui se rapporte directement à notre sujet. Pour M. Béchamp, les microzymas seraient analogues à de la levûre de bière qui sécrète une diastase, une zymase, qui a pour rôle d'intervertir le sucre de canne; les microzymas gastriques sécréteraient une zymase (pepsine) dont le rôle serait de transformer la matière albuminoïde en peptone.

Pour obtenir ces microzymas, M. Béchamp filtre du suc gastrique obtenu au moyen de fistules artificielles. Les microzymas restent sur le filtre ainsi que des débris de cellules, de noyaux de cellules et un peu de mucus. Ces produits restés sur le filtre sont lavés à grande eau, puis à l'éther qui les débarrasse de la matière grasse, ensuite sur un tamis de soie sous un filet d'eau créosotée. Enfin, par lévigation, on enlève les matières minérales ou autres. On aperçoit alors au microscope des parties déliées, fines granulations mobiles, brillantes, et qui, après un lavage à l'eau créosotée, ne rougissent pas le papier de tournesol. Ce sont là les microzymas. Ces microzymas fluidifient l'empois d'amidon sans le saccharifier, n'intervertissent pas le sucre de canne et convertissent facilement la matière albuminoïde en albuminose (peptone). Ils sont insolubles dans l'acide chlorhydrique au centième et même au vingtième. Mais, bien qu'insoluble, la matière ainsi recueillie possède toutes les propriétés du suc gastrique.

M. A. Gautier reconnaît avec M. Béchamp qu'il existe, il est vrai, dans le suc gastrique et dans les pepsines bien préparées, des granulations insolubles dans l'eau acidulée et qui cependant jouissent de la propriété de peptoniser la matière albuminoïde ; que ce ferment insoluble peut être retenu sur des filtres de porcelaine, lavé à l'eau et sans pour cela perdre son pouvoir digestif. Mais, pour lui, ce ferment insoluble n'est autre que l'agglomération des granulations du protoplasma des glandes pepsigènes, et ces granulations en s'hydratant, se transforment lentement en pepsine soluble. Un décigramme de ces corpuscules lavés pendant quelque temps a produit plusieurs litres d'un liquide jouissant à un haut degré du pouvoir peptonisant. Ces granulations, en présence de l'acide cyanhydrique, se transforment malgré cela en pepsine soluble. Il ne peut, dans ces conditions, admettre qu'elles soient douées d'organisation et ne voit la production de pepsine que par un simple phénomène d'hydratation en dehors de toute condition de vitalité.

M. Gautier admet aussi que la pepsine soluble peut se fixer sur certaines substances, sur de la soie par exemple, et que cette pepsine, ainsi fixée, peut se transformer en pepsine insoluble. Cette soie pendant un séjour assez prolongé dans une solution d'acide chlorhydrique au centième cède la pepsine, et le liquide devient propre à digérer. Il fait en outre remarquer que cette même soie devient impropre à fixer de nouveau de la pepsine.

Cette argumentation ne touche pas M. Béchamp qui la repousse en déclarant qu'il a pu, bien que l'acide cyanhydrique soit un poison redoutable pour tout ferment organisé, obtenir l'interversion du sucre de canne dans un milieu contenant 5 gouttes d'acide cyanhydrique pour 60 centimètres cubes de liquide. Il se demande alors pourquoi les granulations du protoplasma des glandes pepsiques, insolubles, non organisées, se transforment en pepsine soluble ; pourquoi dans le traitement des granulations par l'acide chlorhydrique étendu il y aurait un résidu, alors que cette matière insoluble se change en matière soluble. Pour lui, il le répète, il n'y a pas transformation de la granulation en matière soluble, mais formation par elle d'une substance soluble, grâce à sa constitution de production organisée — et cette substance n'a pas plus d'action sur les glandes gastriques que le ferment inversif n'en a sur la cellule de la levûre de bière. Vus au microscope, ces microzymas (granulations) apparaissent comme une cellule en miniature. Il en faudrait jusqu'á 15 milliards pour emplir un millimètre cube. Isolés, ils sont aptes à digérer, parce qu'ils sécrètent leur zymase (pepsine, gastérase, etc.). Les microzymas s'usent à sécréter, parce qu'ils ne sont plus nourris comme ils l'étaient dans la glande, mais leur forme ne disparaît pas. M. Béchamp a aussi remarqué que, par évolution, les microzymas seraient susceptibles de produire des bactéries, ce qu'une substance non organisée ne saurait faire.

M. Gautier n'admet pas cette théorie des microzymas et ne croit pas que M. Béchamp ait donné une preuve expérimentale incontestable que ces granulations soient organisées, et il persiste à penser qu'elles ne sont qu'un ferment insoluble se transformant, dans certaines conditions, en un ferment soluble.

Il n'a vu dans ces granulations aucune

organisation formelle. Elles ne se reproduisent pas dans un milieu digestif stérilisé par le borax, le phénol, l'acide cyanhydrique... Elles digèrent les matières albuminoïdes en présence des poisons les plus énergiques pour les ferments organisés. Elles n'agissent dans la digestion gastrique qu'au sein d'une liqueur acide, contrairement à ce qui se passe pour les microbes et leurs germes. (*Communication* à l'Académie des sciences et à l'Académie de médecine, 1882.)

Dans l'hypothèse émise par MM. Ebstein, Grützner et Podwyssoski, il importe d'établir une distinction ; car, tandis que Ebstein et Grützner croient que la substance qui doit jouer le principal rôle dans le suc gastrique existe dans les glandes vivantes à l'état insoluble, au contraire, Podwyssoski admet un état soluble et un état insoluble, ainsi que le fait Gautier ; mais, contrairement à l'opinion émise par ce dernier auteur, ce ne serait pas la pepsine qui se présenterait sous ces deux états.

Comme nous l'avons déjà dit, ce ferment n'acquerrait son caractère définitif qu'à la mort de la cellule, et dans les glandes vivantes il n'existerait que sous forme de substance pepsinogène ou mieux de propepsine.

Pour le prouver, Podwyssoski, le dernier auteur qui se soit occupé de cette question, ne croit pas devoir invoquer l'insolubilité de la propepsine dans la glycérine, car, ainsi que Langley (1) et lui-même l'ont démontré, cette insolubilité, donnée par Ebstein et Grützner comme caractéristique, est loin d'être absolue.

Si, à la valeur digestive de la solution glycérique, obtenue en faisant macérer pendant six jours des muqueuses récentes (muqueuses de chats) dans la glycérine pure, on compare les valeurs digestives de solutions faites, soit avec la glycérine acidulée, soit avec l'acide chlorhydrique

(1) Les travaux de Langley ont été faits sur de la pepsine de grenouille.

seul et très dilué, le résultat d'essais réitérés est, dit Podwyssoski, régulièrement celui-ci : « l'extrait glycérique est doué d'une puissance digestive beaucoup moindre et contient, par conséquent, moins de pepsine que les extraits préparés dans les mêmes conditions, soit avec l'acide chlorhydrique dilué, soit avec la glycérine acidulée. » De sorte qu'à première vue on pourrait conclure avec Ebstein et Grützner que la glycérine n'avait pas dissous la propepsine, mais seulement la pepsine, formée depuis la mort de l'animal ; tandis que les liqueurs acides, au contraire, jouissant de la propriété de transformer la propepsine en pepsine, contenaient à la fois la pepsine libre et la pepsine formée par l'action de l'acide sur la propepsine. Mais ce n'est pas là exactement ce qui ressort de la série des autres expériences de l'auteur.

Si l'on compare, en effet, la valeur digestive de l'extrait glycérique de la muqueuse sans avoir mis cet extrait en contact, pendant quelque temps, avec l'acide chlorhydrique, avec celle qu'il acquiert après ce contact, il y a une telle différence en faveur de l'extrait acidulé qu'il devient évident que l'extrait glycérique, avant d'être acidulé, contenait, outre la pepsine formée et dissoute, une matière dissoute aussi, mais qui, sous l'influence de l'acide, s'est transformée en pepsine. Donc, pour Podwyssoski, la glycérine aura dissous et la pepsine formée et de la propepsine.

Dans une autre série d'expériences, l'auteur montre que, malgré des macérations répétées de la muqueuse dans de la glycérine, et alors que ce véhicule ne lui enlève plus rien, on peut cependant obtenir une nouvelle quantité de substance active en se servant d'une solution acidulée. D'où il conclut à deux états différents de la propepsine : l'un soluble dans la glycérine, l'autre insoluble, et par suite à deux propepsines.

Donc, en résumé, la pepsine proviendrait des microzymas (Béchamp), existerait à l'état soluble et insoluble (A. Gautier), serait précédée d'un seul stade propepsine (Ebstein, Grützner), de plusieurs (Podwyssoski).

Aucune de ces théories ne nous satisfait parce qu'aucune d'elles ne nous paraît tenir compte de tous les faits constatés par l'observation. Nous n'admettons pas davantage celle de Podolinski. Cet auteur, se basant sur les expériences faites par Heidenhaim dans le but de démontrer que la trypsine préexiste dans le pancréas à l'état de zymogène, et ne se transforme en ferment qu'après avoir subi, au préalable, l'influence de l'oxygène, croit à l'existence d'une pepsine-zymogène ayant besoin d'oxygène pour devenir pepsine.

Pour nous, la pepsine se forme telle quelle dans les cellules des glandes gastriques affectées à cette production, et certainement au moment de la formation elle y existe dissoute dans le suc cellulaire. Bientôt, se trouvant en présence des granulations protoplasmiques, de nucléus, de débris de parois, tous corps de nature albuminoïde, susceptibles d'être impressionnés, elle les impressionne, et ceux-ci se comportent avec la pepsine comme les fibres textiles vis-à-vis des matières colorantes. Dans ce sens, les expériences de Wurtz ont démontré que de la fibrine, mise pendant quelques instants seulement en contact avec de la papaïne, puis lavée plusieurs fois à grande eau et desséchée à basse température, conservait encore la propriété de la papaïne de ramollir et de liquéfier la matière albuminoïde. Nous avons renouvelé plusieurs fois cette expérience avec la pepsine, et notre fibrine, ainsi impressionnée, placée dans les conditions habituelles d'acidité et de chaleur, se transformait en un produit jouissant de la faculté de digérer d'autre fibrine non impressionnée.

Les résultats que nous avons obtenus avec notre procédé de fabrication confirment pleinement cette théorie et nous estimons qu'à l'avenir on devra, dans la préparation de la pepsine, tenir grand compte des faits que nous venons de signaler.

Tous les procédés, et ils sont nombreux, qui ne s'adressent qu'à la pepsine immédiatement soluble dans l'eau, sans se préoccuper de celle qui est retenue à l'état insoluble, donnent des rendements faibles et d'une valeur peptonisante qui n'est nullement compensatrice.

En desséchant au préalable, et bien entendu toujours à basse température, de la pulpe de muqueuse, et en la traitant ensuite par l'eau, même après lavage à l'éther, le rendement est sensiblement plus avantageux et comme quantité et comme pouvoir digestif. Il en est de même aussi lorsqu'on laisse la muqueuse exposée quelque temps au contact de l'air avant de la traiter; de sorte qu'on pourrait admettre la nécessité de l'action de l'oxygène et la transformation réelle, sous cette influence, du zymogène en ferment. Mais l'un et l'autre cas peuvent être expliqués sans avoir recours à cette hypothèse. Le fait même de déchirer la muqueuse amène la rupture des cellules contenant l'acide auquel le suc gastrique doit son acidité, et, pendant la dessiccation, celui-ci peut alors agir librement sur les éléments impressionnés pour les transformer en produits actifs. De là, rendement plus notable quoique encore inférieur qualitativement et quantitativement à celui que fournirait à 30 ou 40° une macération de quelques heures. Quant au procédé consistant à traiter la pulpe exposée quelques heures au contact de l'air; comme l'estomac jouit de la propriété de se dissoudre après la mort de l'animal, il n'y a rien d'étonnant à ce qu'il y ait une légère solution de principes impressionnés et, par suite, une augmentation dans la quantité de la pepsine produite.

Dans notre hypothèse, toutes les divergences signalées trouvent leur explication. Les microzymas de Béchamp sont nos granulations impressionnées. Ces mêmes granulations, les noyaux, les débris de cellules, impressionnés aussi, sont la pepsine insoluble de Gautier et la propepsine de Grützner et Ebstein. La propepsine insoluble de Podwyssoski a la même origine que les précédentes; quant à sa propepsine soluble, c'est de la syntonine impressionnée. Enfin, pour terminer, la pepsine zymogène de Podolinski est la conséquence de la continuation de la digestion après la mort sous l'influence de l'acide qui baigne les parois stomacales.

CHAPITRE IV

PROCÉDÉS DE PRÉPARATION

Nous allons succinctement énumérer la plupart des procédés indiqués jusqu'à nos jours pour la fabrication de la pepsine. Ils sont nombreux, mais nous verrons plus tard que parmi les auteurs qui les ont donnés, beaucoup se sont inspirés des mêmes principes.

WASMANN. — Le procédé donné par ce savant physiologiste est, croyons-nous, le plus ancien. Il date de 1839. Il consiste à séparer de l'estomac la membrane glandulaire, à la laver et à la mettre en digestion dans de l'eau distillée à 30 ou 35°. Après quelques heures, on décante le liquide et on lave de nouveau la membrane à l'eau froide jusqu'à manifestation d'odeur putride. Tous les liquides réunis sont filtrés. Le produit obtenu est transparent, visqueux et doué d'un pouvoir digestif manifeste. On ajoute à cette liqueur une solution de sous-acétate de plomb, et l'abondant précipité qui se forme entraîne avec lui la pepsine. Ce précipité est lavé et délayé dans de l'eau, puis décomposé par l'hydrogène sulfuré. La liqueur, séparée du nouveau précipité de sulfure de plomb, est fluide, incolore, acide. On l'évapore en consistance sirupeuse dans une étuve à 35°; on verse alors de l'alcool absolu, et l'abondant précipité floconneux qui se forme, séché avec soin, constitue la pepsine de Wasmann.

Vogel, 1842. — Le procédé indiqué par Vogel est identique à celui de Wasmann; mais, pour séparer de la pepsine de Wasmann l'acide acétique et les matières albuminoïdes qui l'accompagnent, Vogel reprend plusieurs fois cette pepsine par de l'eau et chaque fois la précipite par de nouvel alcool absolu.

Bidder et Schmidt. — Ces chimistes conseillent de neutraliser le suc gastrique par l'eau de chaux, de filtrer, d'évaporer le liquide en consistance sirupeuse et de précipiter par l'alcool. Le précipité est redissous dans l'eau et précipité de nouveau par un excès de bichlorure de mercure. Un courant d'hydrogène sulfuré précipite le mercure, et la liqueur filtrée est évaporée à siccité.

Payen. — Payen obtenait la pepsine, qu'il nomme gastérase, en ajoutant à du suc gastrique de chien dix à douze fois son volume d'alcool. Le précipité obtenu était redissous dans l'eau et précipité de nouveau par l'alcool. Ce précipité était desséché à 40° et réduit en poudre.

Deschamps (d'Avallon). — Obtenait sa

chymosine, qui n'est autre que notre pepsine, en traitant la présure de veau par un excès d'ammoniaque. La syntonine, tenue en dissolution, se précipitait entraînant avec elle la pepsine.

MIALHE, 1846. — Conseille de remplacer, dans le procédé de Deschamps (d'Avallon), l'ammoniaque par l'alcool dans le traitement de la présure. En reprenant par l'eau le précipité ainsi obtenu, et reprécipitant par l'alcool, il dit avoir recueilli ainsi une pepsine douée d'un grand pouvoir digestif.

DE WITTICH. — Avant de précipiter par l'alcool, de Wittich conseille de traiter la membrane muqueuse du veau ou du porc, après l'avoir réduite en poudre, par de la glycérine légèrement acidulée par l'acide chlorhydrique, et de l'y laisser digérer pendant quelques jours. Le précipité obtenu par l'addition de l'alcool est lavé avec de nouvel alcool, puis dissous dans l'eau acidulée.

Pour empêcher la putréfaction, Erlenmeyer propose de faire cette macération préalable dans de l'eau additionnée d'acide salicylique.

Brücke, 1862. — Le procédé indiqué par Brücke est bien le procédé type de l'obtention de la pepsine par entraînement.

Il consiste à faire digérer la muqueuse de l'estomac du porc à la température de 38° dans de l'eau acidulée par de l'acide phosphorique; à filtrer, à traiter le résidu par de nouvel acide phosphorique dilué, et à continuer la macération à 38° jusqu'à désagrégation complète des membranes muqueuses.

Le liquide filtré doit être limpide et ne pas précipiter par le ferrocyanure de potassium. On ajoute alors de l'eau de chaux jusqu'à neutralisation complète; on recueille le précipité de phosphate de chaux qui a entraîné avec lui la pepsine. Ce précipité est dissous dans de l'acide chlorhydrique et précipité de nouveau par l'eau de chaux. Le précipité obtenu est redissous dans l'acide chlorhydrique et on filtre.

Sur cette solution filtrée, on verse, au moyen d'un entonnoir à long bec et lentement, une solution de cholestérine dissoute à froid dans un mélange de quatre parties d'alcool à 94° et une partie d'éther. Au contact du liquide acide, la cholestérine se sépare et vient flotter à la surface du liquide. On retire l'entonnoir et l'on agite souvent et vivement de façon à fixer le plus possible de pepsine sur la cholestérine.

On filtre et on lave avec de l'eau acidulée par l'acide chlorhydrique, puis avec de l'eau pure, jusqu'à ce que l'eau de lavage ne précipite plus par l'azotate d'argent. On lave alors avec l'éther qui dissout la cholestérine. L'eau adhérente se charge de pepsine; on décante les couches d'éther au fur et à mesure qu'elles se forment; enfin on filtre une dernière fois et l'on obtient un liquide transparent contenant la pepsine à l'état de pureté.

Procédé Boudault (*Codex*, 1867). — Ce procédé consiste à prendre la muqueuse de la caillette du mouton, à la laver et à la racler fortement avec un couteau en bois. La pulpe ainsi obtenue (10 litres pour 500 caillettes environ) est délayée dans de l'eau filtrée et laissée en macération pendant deux heures en ayant soin d'agiter souvent. On jette ensuite sur une toile grossière, puis on ajoute à la liqueur une solution d'acétate de plomb cristallisé. Il se forme un précipité abondant entraînant avec lui la pepsine. On décante le liquide surnageant qu'on remplace deux fois par de l'eau claire. On délaye une dernière fois par de nouvelle eau et l'on fait passer dans le liquide un courant d'hydrogène sulfuré en excès. On jette sur plusieurs filtres, et le liquide filtré est immédiatement soumis à l'évaporation dans des vases peu profonds et à grandes surfaces à une température de 45° maximum.

On obtient ainsi une pâte ferme désignée sous le nom de pepsine extractive et qui est la pepsine officinale.

Büchner, 1867-68. — « Un estomac de porc frais et, s'il est possible, encore chaud est doucement lavé avec de l'eau. Les glandes à pepsine sont situées au fond de l'organe, et cette position se reconnaît facilement à sa couleur foncée et à son épaisseur plus grande.

« Séparant la membrane muqueuse de la couche musculaire, on la place sur une table, la surface sous-muqueuse située en dessous. Fixant alors une extrémité de lambeau de muqueuse avec la main gauche entourée d'un linge, on râcle avec force la surface muqueuse au moyen d'un couteau mousse ; on a soin de ne pas enlever toute la surface glandulaire, ce qui donnerait un mélange de tissu conjonctif.

« L'estomac d'un porc adulte fournit ainsi environ une once de matière semifluide, que l'on agite pendant cinq minutes dans 5 onces d'eau distillée, et que l'on fait macérer pendant un quart d'heure à la température de 30° Réaumur. On ajoute une ou deux gouttes d'HCl, on laisse filtrer à travers un linge fin, et, après avoir laissé précipiter les cellules, on obtient un liquide presque limpide. On peut encore laisser dessécher le résidu obtenu par le grattage en l'exposant à une température qui ne dépasse pas 40° Réaumur. On peut, avec la substance desséchée, reconstituer un liquide aussi actif que le précédent, en ajoutant de l'eau, quelques gouttes d'acide chlorhydrique, puis faisant de nouveau digérer ce liquide à 30°, puis filtrant. La substance desséchée, peut, d'ailleurs se conserver longtemps dans un flacon bien bouché sans subir de décomposition. » (*Medical Times and Gazette.*)

Dannecy, 1870. — Ce praticien remplace les estomacs usités habituellement par le ventricule succenturié de certains oiseaux. Il les dessèche, les met en poudre, et cette poudre est administrée telle quelle.

Scheffer, 1872 (*Procédé américain*). — On fait macérer pendant plusieurs jours dans de l'eau acidulée avec de l'acide chlorhydrique et en agitant souvent la membrane muqueuse du porc nettoyée et coupée en menus morceaux ; on ajoute au liquide clair son volume d'une solution saturée de sulfate de soude. Après plusieurs heures, la pepsine se sépare et flotte à la surface d'où on l'enlève pour la jeter sur un filtre en toile. On la soumet à une forte pression pour en enlever autant que possible la solution salée.

Pour la purifier davantage, Scheffer la redissout dans l'eau acidulée par de l'acide chlorhydrique et la précipite de nouveau par une solution de chlorure de sodium ; il la recueille comme précédemment, la dessèche et la lave rapidement à l'eau pure.

De Rother, 1875. — Propose un procédé semblable à celui de Scheffer. La pepsine obtenue comme il a été dit est bien desséchée et mélangée à dix fois son poids de sucre de lait. « Quand on a bien opéré, dit cet auteur, une partie de ce mélange doit dissoudre douze fois son poids de blanc d'œufs coagulé. On peut remplacer le sucre de lait par de la glycérine légèrement acidifiée par de l'acide chlorhydrique et avoir ainsi une solution de pepsine. »

Andouard, 1877. — Adopte le procédé américain. Il élimine le chlorure de sodium au moyen de la dialyse et, regardant comme indifférente la quantité de chlorure de sodium qui peut encore rester, mélange à la solution de pepsine son poids de glycérine.

M. Catillon appuie la manière de procéder de M. Andouard et insiste sur les avantages que l'on peut avoir à obtenir la pepsine au moyen de la glycérine et à la conserver dans ce véhicule.

Beale. — M. Beale (de Londres) conseille de prendre l'estomac du porc, de préférence en pleine digestion, de le laver rapidement à grande eau, de l'étendre et de le fixer sur une planche (membrane muqueuse à découvert); puis de racler cette muqueuse avec un couteau de bois, « ce qui, dit-il, fait sortir par pression le suc contenu dans les glandes ». La matière demi-liquide ainsi obtenue est étendue sur une plaque de verre, desséchée à basse température, mise en poudre et conservée dans des flacons bien bouchés. (Ce procédé est celui qui est adopté par la pharmacopée britannique.)

HAGÉRO (*Procédé allemand*). — Cet auteur conseille aussi de racler fortement la membrane muqueuse, d'exprimer au travers d'une toile la pulpe ainsi obtenue, de l'étendre sur des assiettes et de dessécher rapidement dans une étuve ventilée et à la température de 40°.

PETIT. — M. Petit propose de faire macérer la muqueuse séparée par raclage pendant quatre heures dans quatre fois son poids d'eau distillée contenant 5 0/0 d'alcool, d'agiter toutes les demi-heures, de filtrer et de faire évaporer à 40°.

M. Carl Sundberg. — Sous ce titre: « Sur la nature de la pepsine, » nous trouvons dans le *Journal de Pharmacie et de Chimie* du 15 juillet 1886 la note suivante de M. Carl Sundberg. Cette note contient avec le procédé conseillé par l'auteur certaines réflexions intéressantes, nous croyons devoir la reproduire textuellement et en entier.

« On ne connaît pas les ferments solubles à l'état de pureté, et les réactions sur lesquelles on s'appuie pour affirmer qu'ils sont de nature albuminoïde pourraient fort bien appartenir à des matières étrangères que les procédés de préparation sont impuissants à éliminer. Sundberg a essayé, sous la direction de Hammarsten, de pousser la purification de la pepsine plus loin qu'on ne l'avait fait jusqu'ici.

Ses recherches ont été faites avec des estomacs de veau préalablement débarrassés de leur partie pylorique et lavés à l'eau. La couche la plus superficielle de la muqueuse gastrique fut raclée avec un verre de montre. La matière ainsi obtenue fut broyée finement avec du sel marin, puis additionnée de la quantité d'eau nécessaire pour faire une solution saturée. Au bout de deux ou trois jours de contact, le liquide fut filtré et soumis à la dialyse afin d'enlever le chlorure de sodium.

La solution de pepsine ainsi obtenue possédait une puissance digestive considérable et ne renfermait que des traces de matières albuminoïdes.

Afin de la purifier davantage, la solution acidulée fut maintenue à 40° pendant plusieurs jours, ce qui, d'après Hammarsten, amène la destruction de la présure qui accompagne toujours la pepsine. La solution fut ensuite additionnée de chlorure de calcium et de phosphate de soude, puis neutralisée avec de l'ammoniaque très dilué. Le précipité de phosphate entraîne, comme on sait, la pepsine. Mais il en reste une proportion notable en solution qu'on ne réussit à entraîner complètement qu'en répétant deux ou trois fois la précipitation.

Les précipités rassemblés, puis lavés, furent dissous dans un peu d'acide chlorhydrique à 5 0/0, ce qui donna une solution qui fut enfin soumise à la dialyse jusqu'à élimination des sels.

Cette solution était très active, mais ne donnait plus aucune des réactions des matières albuminoïdes; ne précipitant ni avec le chlorure de platine, ni avec les acétates de plomb neutre ou basique. Seul, l'alcool absolu ajouté en grandes proportions (5 à 6 vol.) déterminait la formation d'un faible précipité qui donnait, avec l'eau acidulée, une solution très active. »

L'auteur conclut de ces recherches qu'il

est invraisemblable que la pepsine soit de nature albuminoïde.

TH. CHANDELON. — M. le Dr Chandelon, chargé de cours à l'Université de Liège, a récemment publié sous ce titre : « Nouveau procédé de préparation de la pepsine pour l'usage pharmaceutique », un mode opératoire que nous trouvons reproduit dans le *Bulletin de l'Académie de médecine de Bruxelles* (année 1887) et que nous donnons textuellement. Il est basé sur ce fait que si on neutralise exactement du suc gastrique contenant de la syntonine, celle-ci entraîne dans sa précipitation la totalité du ferment. Il ne reste plus qu'à dessécher alors la syntonine ainsi chargée de pepsine ; celle-ci se conserve facilement.

« On prépare d'abord une solution d'acide chlorhydrique contenant par litre 10 centimètres cubes d'acide fumant (densité, 1,18) et une solution de syntonine qu'on obtient de la façon suivante :

100 grammes de viande hachée et dé-

graissée sont lavés à grande eau jusqu'à élimination complète de la matière colorante; on les exprime ensuite et l'on pèse 50 grammes, qu'on délaye dans 400 centimètres cubes d'eau acidulée (4 cent. d'acide chlorhydrique fumant par litre).

On laisse réagir pendant douze heures en agitant de temps à autre, puis on filtre. La liqueur préparée de cette façon possède une composition sensiblement constante; elle contient de 1^{gr},5 à 1^{gr},8 de syntonine par 100 centimètres cubes.

Ces préparatifs terminés, on dépouille de leur muqueuse six estomacs de porc aussi frais que possible et préalablement lavés à grande eau. Ces membranes, divisées en petits morceaux et placées dans 3 litres de la solution chlorhydrique, sont maintenues à la température de 40° centigrades jusqu'à dissolution complète, ce qui s'effectue en vingt-quatre heures environ. Le liquide, passé à la toile, est ensuite additionné de 200 centimètres cubes de la solution de syntonine; on agite vivement pendant cinq à six minutes, puis on neutralise *exactement* par du carbonate sodique. Le précipité de syntonine est lavé deux fois par décantation, puis jeté sur un filtre pour le laisser complètement égoutter. On l'enlève alors du filtre et on le délaye dans 500 centimètres cubes de la solution chlorhydrique; ce mélange est abandonné au repos pendant vingt-quatre heures (1) à la température ordinaire, puis filtré; on ajoute au filtrat 100 centimètres cubes de la solution de syntonine; on agite de nouveau pendant cinq à six minutes et on neutralise. Le précipité recueilli sur un filtre, lavé à l'eau froide, égoutté, est trituré dans un mortier avec quelques gouttes de la solution chlorhydrique de façon à obtenir une pâte fluide qu'on étale sur des assiettes où elle se

(1) La syntonine s'est complètement peptonisée pendant ce temps, ce dont on peut s'assurer par la neutralisation du liquide; il ne se forme plus de précipité.

dessèche rapidement à la température ordinaire. La masse desséchée est enlevée avec une spatule et pulvérisée. Le rendement moyen varie de $1^{gr},7$ à $1^{gr},9$ contenant la totalité du ferment des six estomacs de porc. »

L'auteur, craignant que le maintien d'une température régulière à 40°, pendant vingt-quatre heures, ne constitue un inconvénient, indique la modification suivante au procédé ci-dessus.

« On place les muqueuses hachées dans 3 litres d'eau distillée additionnée de 5 0/0 d'alcool; on laisse réagir pendant quatre heures en agitant de temps à autre, puis on passe à la toile; on fait subir à nouveau un traitement semblable au résidu; les liqueurs réunies sont acidulées par addition de 200 centimètres cubes d'acide chlorhydrique dilué au 1/10e et mélangées ensuite de la solution de syntonine; on neutralise après quelques instants et l'on continue à opérer sur le précipité comme il est dit plus haut. »

Tous ces procédés peuvent être classés en trois grands groupes :

1er Groupe. — *Préparation par entraînement mécanique de la pepsine ;*

2e Groupe. — *Préparation par précipitation au moyen de l'alcool;*

3e Groupe. — *Obtention directe de la pepsine, c'est-à-dire sans entraînement, ni précipitation.*

C'est dans le premier groupe que rentrent les procédés de Wasmann, Vogel, Brücke, Deschamps (d'Avallon), Boudault, *Codex* (édition de 1866), Scheffer, de Rother, Andouard, Sundberg et Chandelon. Dans le deuxième se placent les procédés de Payen, Mialhe, Wittich, Bidder et Schmidt.

Enfin, dans le troisième sont compris les procédés de Béale, d'Hagéro, de Dannecy, de Petit et le nôtre qu'on nous permettra de décrire d'une façon toute spéciale.

En jetant un coup d'œil sur l'ensemble des procédés composant le premier groupe, il est facile de se convaincre que quelques-uns n'apportent que de simples modifications au premier procédé indiqué pour l'obtention de la pepsine — au procédé de Wasmann. — Tel, par exemple, le procédé donné par M. Boudault et adopté par la commission du *Codex* de 1866; tel aussi le procédé Vogel qui n'en diffère, on l'a vu, que par une purification ultérieure au moyen d'une précipitation par l'alcool absolu.

Nous ne reviendrons pas sur ce que nous avons dit dans notre introduction, au sujet des dangers que peut présenter à différents points de vue l'emploi de l'acétate de plomb et de l'hydrogène sulfuré. La pepsine obtenue par ce moyen n'est pas à tel point riche au point de vue physiologique et abondante au point de vue pratique qu'il y ait intérêt à recommander ce procédé.

Les modes opératoires décrits par

Brücke, Deschamps (d'Avallon), Scheffer, Andouard, de Rother, Sundberg, Chandelon, ne présentent rien non plus qui puisse modifier notre opinion sur l'importance à attribuer à la préparation de la pepsine par entraînement.

Le procédé de Brücke, qui est encore aujourd'hui indiqué et préconisé dans la plupart des ouvrages de physiologie et de chimie biologique, comme donnant la pepsine à son plus grand état de pureté, est assurément des plus ingénieux. Mais, non seulement on peut se demander, avec juste raison, si les tribulations par lesquelles M. Brücke fait passer sa pepsine (entraînements successifs par le phosphate de chaux, par la cholestérine, les lavages répétés à l'éther, à l'eau, etc.) ne la troublent pas dans ses éléments; mais encore s'il n'y a pas dans ce mode d'opérer une cause de perte de la majeure partie du produit qu'on veut obtenir.

Que dit en effet l'auteur? La digestion de la muqueuse par l'acide phosphorique doit être limpide et ne pas précipiter par le ferrocyanure de potassium. Or, un tel réactif indique l'absence non seulement des matières albuminoïdes, mais encore de la syntonine, et montre aussi que ce liquide ne contient que des peptones et de la pepsine. Dans ces conditions, l'expérience démontre que le phosphate de chaux n'entraîne que des traces de pepsine.

C'est pour éviter cette série de précipitations et l'emploi d'une grande quantité d'eau de chaux que Sundberg a remplacé l'acide phosphorique par l'acide chlorhydrique, et qu'il fait naître le précipité de phosphate de chaux en ajoutant au liquide de la digestion du phosphate de soude, du chlorure de calcium et de l'ammoniaque. Dans ce procédé, la digestion étant complète, le liquide dans lequel s'est produite la précipitation retient, en grande partie, la pepsine qu'il contenait.

M. Chandelon voulant éviter en partie

cette perte de ferment, a soin d'introduire dans le liquide une matière albuminoïde ayant subi un commencement de transformation, la syntonine. — De plus, il remplace le phosphate de chaux par le carbonate sodique.

En ajoutant dans les liquides des solutions de syntonine, il introduit un élément capable de fixer, au moment de sa précipitation, une quantité sensible de pepsine.

En remplaçant le phosphate de chaux par le carbonate sodique, il évite ainsi de mélanger à la pepsine un sel inerte (le phosphate de chaux).

Malheureusement ce procédé, quoi qu'en dise l'auteur, ne donne nullement raison au titre de son mémoire, puisque six estomacs de porc ne lui ont même pas fourni 2 grammes de ferment; de plus, le pouvoir digestif ne compense pas ce faible rendement, et, chose plus importante encore, si la pepsine ainsi obtenue est soluble dans l'eau acidulée, elle ne l'est pas dans l'eau pure.

De même, le procédé de Scheffer et celui de de Rother donnent aussi une pepsine insoluble douée, il est vrai, d'une action peptonisante assez énergique, mais qui n'est, comme dans le procédé ci-dessus, que de la syntonine impressionnée. Laissant de côté la grande quantité de pepsine restée dans les eaux mères, il importe de noter que le produit est d'une très grande altérabilité et qu'il est impossible, même au moyen du dialyseur, de le séparer des sels qui l'accompagnent. L'altérabilité peut être évitée en partie par l'addition de glycérine (Andouard).

Dans le deuxième groupe sont réunis les principaux procédés de préparation au moyen de la seule précipitation par l'alcool des liquides qui tiennent la pepsine en solution, soit qu'il s'agisse du suc gastrique même (Payen), ou des liquides obtenus par macération des muqueuses stomacales (de Wittich). C'est là un mode général d'obtention de la plupart des ferments physiologiques; mais nous le trouvons au moins défectueux, en ce qui concerne la préparation de la pepsine. Dans certaines conditions de concentration, l'alcool fait éprouver à la pepsine des modifications qui nuisent à son énergie peptonisante, — nous aurons occasion de revenir en détail sur cette question, — le rendement est peu important et l'impôt qui frappe ce véhicule en rend l'emploi commercialement impossible. A cet inconvénient se joignent, dans le procédé de Bidder et Schmidt, celui de l'emploi du bichlorure de mercure et de l'hydrogène sulfuré.

Enfin, dans le troisième groupe, sont énumérés les procédés consistant à donner comme pepsine la poudre que l'on obtient en raclant et en desséchant la membrane muqueuse. Cette pulpe est accompagnée fatalement de nombreuses cellules épithéliales et de parties mêmes de cette membrane. Cette pepsine est presque totalement insoluble, ce qui en rend l'emploi impossible pour les nombreuses préparations magistrales dans lesquelles doivent entrer des solutions filtrées. Son odeur est forte et souvent repoussante. Sous l'influence de l'humidité, elle se putréfie facilement.

Il est surprenant de voir ce procédé primitif préconisé encore aujourd'hui par les pharmacopées anglaises et allemandes.

Le procédé de M. Petit présente l'inconvénient de ne pas enlever à la muqueuse toute la pepsine possible ; de ne pas agir suffisamment sur les matières organiques impressionnées ; de plus, le produit obtenu est accompagné de beaucoup de sang et de mucus.

Nous avons ainsi passé en revue les procédés publiés jusque dans ces derniers temps, et nous les avons critiqués peut-être trop facilement ; qu'on nous le pardonne : « La critique est aisée... » Mais, la pepsine est matière éminemment altérable. Quand, dans une solution, on l'a obtenue à son maximum de quantité et d'action physiologiques, il ne faut la débarrasser du liquide qui la tient en solution qu'avec les plus grands soins. On voit par là que le plus grand rôle est dévolu au côté pratique, et que le seul problème à résoudre est d'évaporer dans les conditions les meilleures pour obtenir un extractif de pepsine riche en pouvoir digestif.

Voici donc le procédé que nous avons adopté depuis des années et qui nous donne, croyons-nous, les résultats que doivent exiger en même temps et les besoins de la thérapeutique et ceux de l'industrie.

PROCÉDÉ CHASSAING POUR LA FABRICATION DE LA PEPSINE

La pepsine peut se retirer de tous les estomacs des vertébrés, mais on a dû choisir pour sa fabrication ceux qu'on pouvait facilement se procurer dans les grands centres, là où les besoins de la vie exigent chaque jour le sacrifice de nombreux animaux dont la chair concourt à notre alimentation.

C'est ainsi qu'on a dû adopter les caillettes de quelques ruminants, mouton ou veau, l'estomac du porc. Quelques auteurs, entre autres M. Richet, ont indiqué l'estomac de certains poissons (raie, squale, congre, etc.). Mais, bien que la pepsine qu'on peut en retirer jouisse, dans de certaines conditions, d'un pouvoir assez énergique, et qu'à certaines époques il soit facile dans les grandes villes de se procurer des poissons ci-dessus nommés, les conditions de température et de milieu dans lesquelles une pareille pepsine agit, conditions qui sont tout autres que celles de la physiologie humaine, rendent cette pepsine inutilisable. De plus, sa couleur est désagréable et son odeur est repoussante.

M. Béclard, dans son *Traité de physiologie* (Paris, 1880), a été certainement bien mal renseigné quand il a écrit qu'une partie de la pepsine des pharmacies était obtenue au moyen du suc gastrique de chien. Nous ne croyons pas qu'une telle pepsine ait été préparée dans d'autre but que des expériences de laboratoire, ou de compléter des collections de ferments physiologiques.

Quelques auteurs ont conseillé l'estomac des oiseaux (ventricule succenturié). On peut sans doute retirer de ces estomacs de la pepsine, et même d'assez bonne pepsine ; mais à quel prix et dans quelle proportion ! Pour notre part, quand nous avons désiré nous procurer une petite quantité de ces ventricules succenturiés, nous avons dû mettre à contribution la grande complaisance d'une marchande à la Halle qui, après avoir été éduquée sur la structure de l'appareil digestif du poulet, armée de petits seaux d'enfants, allait d'établi en établi faire sa petite récolte. La difficulté se compliquait encore de l'habitude qu'ont les marchands de volailles de rejeter les intestins pour assurer la bonne conservation de l'animal.

On a vanté, dans la République Argentine, la pepsine obtenue des estomacs d'autruche. Malgré de minutieuses expériences nous n'avons obtenu en traitant ces estomacs que des produits inertes. Mais nous nous empressons d'ajouter que ces estomacs nous étaient expédiés desséchés et qu'il est possible que la destruction du ferment fut due à une dessiccation défectueuse. Inerte également la préparation qui se vend en Amérique sous le nom d'*ingluvine* et qui n'est qu'une poudre de ventricules succenturiés. Nous l'avons essayée plusieurs fois sans obtenir un bon résultat.

Les caillettes du mouton sont employées aujourd'hui encore par quelques fabricants. Chaque matin, dès qu'aux abattoirs les moutons ont été sacrifiés par centaines et que toutes les parties du corps ont été mises à part pour les besoins de la boucherie, des entrepreneurs particuliers enlèvent, pour les traiter diversement, les parties qui trouvent encore leur emploi dans l'alimentation ou dans l'industrie.

La caillette du mouton n'a, croyons-nous, d'autre utilité que de fournir sa muqueuse pour l'extraction de la pepsine. C'est ainsi que M. Artus, en ce moment concessionnaire aux abattoirs de La Villette, fait racler les caillettes, après les avoir lavées, et livre aux fabricants la pulpe obtenue par cette opération.

Nous avons plusieurs fois retiré la pepsine de cette pulpe et obtenu un extractif doué d'un pouvoir peptonisant assez énergique. Cependant nous y avons renoncé pour différents motifs. La couleur de l'extractif présentait une teinte opaque, brun foncé, peu agréable. Sous l'influence du temps et de l'humidité, cet extractif prenait une teinte plus foncée encore, la partie inférieure devenait demi-liquide et la partie supérieure épaisse et granuleuse. Mais le plus grave inconvénient, c'est qu'en suivant un procédé de fabrication qui nous a donné, avec l'estomac du porc, les meilleurs résultats, l'extractif que nous obtenions ne présentait pas toujours le même titre digestif, et qu'à certains moments de l'année, le titre de cet extractif était inférieur à celui qu'exige notre pharmacopée. Généralement, les moutons sont conduits aux abattoirs en suivant les routes, se nourrissant des herbes qui poussent sur les bords ; leur estomac peut ainsi être en pleine fonction de digestion au moment où ils sont sacrifiés. Pendant l'hiver, l'herbe est rare, le mouton est contraint à un jeûne forcé. Son estomac s'en ressent et la valeur de la pepsine aussi.

La caillette de veau est aussi très employée ; mais, sans parler du prix de revient beaucoup plus élevé, on ne peut en retirer pratiquement une pepsine d'un titre digestif important.

Nous nous sommes donc arrêté à l'estomac du porc. La quantité de ces animaux tués chaque jour est plus que suffisante pour assurer l'importante fabrication de la pepsine nécessaire aux besoins de la pharmacie. A peine l'animal est-il sacrifié qu'il faut prendre l'estomac, le retourner pour le débarrasser des aliments qu'il peut contenir et le laver à grande eau. La membrane muqueuse est ensuite séparée — opération que l'habitude rend facile. — Dès qu'on a obtenu la quantité voulue de ces *dédoublures*, on les apporte au lieu de la fabrication. Là, on les étend sur une table, et au moyen d'un couteau spécial, on les racle fortement. La pulpe que l'on obtient ainsi est un mélange de suc gastrique, de sang, de mucus, mais l'on y trouve surtout les parties supérieures de la muqueuse si riches en glandes à pepsine. On sait que l'ouverture de ces glandes est superficielle et que la longueur de la partie enfoncée dans la muqueuse ne dépasse pas $1^{mm},5$. C'est cette pulpe qui est soumise au traitement suivant :

1° Immersion pendant vingt-quatre heures dans de l'acide chlorhydrique suffisamment dilué pour que l'acidité de la liqueur soit d'environ trois fois celle du suc gastrique, celle-ci étant évaluée à un et demi pour mille ;

2° Expression à travers une toile à mailles assez larges, en ayant soin de laver le résidu à plusieurs reprises avec une quantité suffisante d'eau, pour que ce liquide, ajouté à l'eau d'immersion, représente trois fois le poids de la pulpe employée ;

3° Porter ce liquide très trouble à une température de 35 à 40° et l'y maintenir pendant six heures ;

4° Filtrer soigneusement et rapidement au papier ;

5° Évaporer à basse température en consistance sirupeuse et laisser refroidir ;

6° Verser dans un dialyseur et laisser dialyser pendant vingt-quatre heures ;

7° Évaporer en consistance d'extrait.

Ce procédé, on le voit, ne présente qu'une difficulté : évaporer rapidement et à basse température ; car, par suite de la consommation importante de la pepsine, le fabricant, obligé d'en produire journellement des quantités assez grandes, se trouve nécessairement en présence de masses de liquide dont il doit se débarrasser le plus rapidement possible. On ne peut, pour cela, songer à appliquer le système d'évaporation dans le vide. Les appareils qu'on emploie dans ce procédé exigent une certaine chaleur pour leur fonctionnement, et bien qu'on puisse assez régulièrement la maintenir entre 40 et 50°, on doit craindre les soubresauts de température dont il est difficile de se garer et qui pourraient enlever au ferment toutes ses propriétés. De plus, ces appareils exigent pour leur construction l'emploi du fer, de l'acier, du cuivre, etc.; il y aurait à craindre que l'acidité du liquide n'attaquât ces métaux et qu'une certaine quantité de sel métallique ne se trouvât dans la pepsine obtenue.

Évaporer sur de larges récipients en métal émaillé, sous l'action d'un fort courant d'air, ne nous a pas donné non plus tous les résultats désirables. Souvent il se produisait une altération du produit. En faisant cette évaporation sous l'influence d'un courant d'air chaud enveloppant le récipient, le froid, produit par l'évaporation, compensait l'action de la chaleur.

L'appareil que nous avons fait construire fonctionne déjà depuis des années, et nous permet d'obtenir des quantités importantes de pepsine sans que nous ayons jamais eu aucun déboire.

Trois conditions facilitent l'évaporation : la température, le renouvellement constant de l'air et la multiplication des surfaces. Les deux dernières conditions sont faciles à obtenir ; il n'en est pas de même de la première. La température, on le sait, doit être basse et ne jamais s'élever au-dessus de 40 ou 45°. La pepsine, surtout en dissolution, est altérable par la chaleur, et, au-dessus de 50°, ce ferment perd tout ou partie de ses propriétés.

Une disposition particulière de l'appareil nous permet de ne jamais dépasser la température de 43°. L'évaporation se fait régulièrement et rapidement jusqu'à complète siccité, si on le désire, mais d'habitude nous ne poussons que jusqu'à la consistance pâteuse.

L'extractif de pepsine que nous obtenons ainsi est d'une consistance épaisse, d'une couleur translucide jaune ambré. Il possède toujours un titre digestif au moins égal à celui prescrit par notre *Codex;* mais il est facile d'augmenter ce titre et d'obtenir des extractifs digérant, en six heures, 100, 150, 200 et même davantage leur poids de fibrine du sang. La conservation de cet extractif est presque indéfinie (1). Qu'on nous permette d'émettre l'avis que la commission chargée de l'étude de ce ferment aurait pu, croyons-nous, se montrer plus exigeante, et demander pour la pepsine un titre supérieur à celui de 50. Il eût fallu dans ce cas employer moins de cet extractif pour les préparations de pepsine indiquées par cette commission ou

(1) Ayant eu l'occasion d'analyser ce produit envoyé à Calcutta où il séjourna pendant près d'une année, il possédait au retour sensiblement le même titre qu'il avait au départ.

pour celles prescrites par le médecin; et, bien que le goût et l'odeur de cet extractif n'aient rien de désagréable, sans perdre de leurs propriétés physiologiques, ces préparations auraient eu une saveur certainement plus appréciée.

Il y aurait eu également un grand avantage pour le pharmacien qui prépare au moyen de l'extractif la pepsine officinale, dite pepsine amylacée.

En opérant comme nous venons de le dire, nous obtenons du premier jet l'extractif légal; mais rien n'est plus simple que de doubler, de tripler son titre primitif.

Au lieu d'employer la pulpe obtenue par la raclure de la muqueuse entière, on peut n'employer que la partie de cette muqueuse correspondant à une portion de la grande courbure de l'estomac. C'est dans cette région, avons-nous déjà vu, que se trouvent accumulées les glandes à pepsine. Les autres parties de l'estomac en contiennent beaucoup moins, et il en existe à peine dans les régions cardiaque et pylorique, où l'on trouve en revanche et en grande quantité les glandes à mucus. Cette partie de la muqueuse dont il faut faire choix est facile à distinguer. Lorsqu'on l'examine sur l'estomac d'un animal récemment tué et alors que cet estomac accomplissait sa fonction digestive, elle est d'une couleur rougeâtre tranchant sur les autres parties jaunâtres. C'est là que se porte l'afflux sanguin, c'est là surtout que se fait la sécrétion qui nous intéresse.

De plus, si au lieu de ne laisser dialyser que pendant quelques heures on soumet le liquide, avant l'évaporation finale, à la dialyse pendant quatre, huit, douze jours, on obtient un extractif de moins en moins abondant, mais de plus en plus riche en principe digestif. Notons qu'il est important, pendant toute la durée de la dialyse et pour assurer la bonne conservation du liquide, de le maintenir dans un état de légère acidité.

Outre les deux formes de pepsine préconisées par le *Codex*, on trouve encore la pepsine sous forme liquide (pepsine, glycérine, alcool et eau); granulée, de couleur plus ou moins foncée; *cristalline* — apparence cristalline, bien entendu — (paillettes, *scales* des Américains). Mais la forme sous laquelle peut se présenter la pepsine n'offre que peu d'intérêt; et, quelle que soit cette forme, une chose doit avant tout attirer l'attention du pharmacien : c'est le titre de la pepsine — ou mieux du mélange contenant la pepsine.

Nous insistons donc sur l'importance du chapitre qui a trait à l'essai des pepsines. La préparation de la pepsine peut présenter quelques difficultés, et si le pharmacien laisse cette préparation à l'industrie privée, il peut, il doit s'assurer, par un essai préalable, de la valeur du ferment qu'il demande à cette industrie privée.

CHAPITRE V

PROPRIÉTÉS — MODES D'ESSAI

La diversité des formes sous lesquelles se présente la pepsine, soit à cause du procédé de préparation adopté, soit à cause des exigences des différentes pharmacopées, montre combien il est impossible de caractériser ce ferment par son seul aspect. Un critérium qui, en général, est d'une grande importance pour la diagnose des corps, nous fait défaut. On est donc amené à se demander s'il ne serait pas possible d'extraire de ces mélanges divers un produit toujours identique à lui-même, ayant des propriétés chimiques et physiques invariables et caractéristiques.

Cette question a fait l'objet de nombreux travaux, et quelques auteurs, croyant opérer sur un produit pur, en ont donné la composition et les propriétés. Mais de la variété même des procédés opératoires employés, et que nous avons tous contrôlés, il découle une telle différence dans les résultats qu'il est certain que la solution de cette question est loin d'être trouvée.

En effet, tandis que Wurtz, Gautier et la plupart des physiologistes français obtenaient la pepsine sous la forme d'un corps solide, amorphe, soluble dans l'eau et dans la glycérine, non diffusible, précipitable par l'alcool concentré, d'une composition se rapprochant de celle des matières albuminoïdes, jouissant de la plupart des propriétés de ces corps dont elle ne diffère que par quelques réactions spéciales ; Brücke, Sundberg, etc., ont obtenu ce ferment sous la forme d'une matière grisâtre, amorphe, se dissolvant difficilement dans l'eau, soluble dans l'eau acidulée, ne contenant pas d'azote et par conséquent d'une composition absolument différente de celle de la matière albuminoïde. De plus, tandis que pour les physiologistes français, la solution aqueuse de pepsine n'est précipitée ni par l'acide azotique, ni par l'iode, ni par le tanin (1), mais précipitée par l'acétate neutre de plomb, le sous-acétate de plomb et par le bichlorure de platine, la pepsine de Brücke, et surtout celle de Sundberg, tout en jouissant de quelques-unes des réactions ci-dessus, s'en distinguent par la non-précipitation par l'acétate de plomb et le bichlorure de platine, ainsi que par l'absence des réactions xanthoprotéiques sous l'influence de l'acide azotique.

De toutes ces divergences, il résulte qu'il est impossible de spécifier la pepsine par des caractères physiques ou chimiques, et que ces caractères habituels faisant défaut, il ne reste plus qu'un moyen qui,

(1) Nous n'avons jamais obtenu de pepsine active ne précipitant pas par le tanin.

dans tous les cas, primerait tous les autres : l'essai physiologique.

Les diverses pharmacopées qui traitent de la pepsine sont toutes amenées à indiquer ce mode d'essai; mais elles le donnent de façons si différentes, qu'il est regrettable qu'une entente ne puisse exister, et que cette pharmacopée universelle dont il est question dans tous les congrès pharmaceutiques ne puisse aboutir.

Une simple énumération sera la preuve de ce que nous avançons.

Codex français, 1884.

Pepsine médicinale..	0gr	50
Eau distillée................	60	»
Acide chlorhydrique officinal.	0	60
Fibrine de porc lavée et fraîchement essorée............	10	»

Placez le flacon dans une étuve à eau chaude dont la température devra être maintenue à 50°, et faites digérer pendant *six heures*, en ayant soin d'agiter fréquemment jusqu'à dissolution *complète* de la fibrine, et puis toutes les heures environ. Dix centimètres cubes de la liqueur refroidie et filtrée ne devront pas se troubler par l'addition de 20 à 30 gouttes d'acide azotique.....

Observation. — La pepsine extractive doit répondre à ce mode d'essai à la dose de 20 centigrammes seulement.

Pharmacopée espagnole.

Eau distillée...	50gr, »
Acide chlorhydrique..	0 50
Pepsine médicinale..........	1 »
Fibrine sèche (!)............	10 »

Mettre toutes ces substances dans un flacon à large ouverture et placer ce flacon dans une étuve à la température de 50° pendant six heures, en agitant de temps en temps. Après ces six heures, la fibrine doit être complètement dissoute.

... « Se ha de *disolver* completamente la fibrina. »

Pharmacopée des États-Unis.

Pepsine (*saccharated pepsin*)	1	partie
Eau distillée...............	500	parties (!)
Acide chlorhydrique.......	7,5	— (!)
Albumine d'œuf coagulée...	50	—

En six heures, à la température de 38 à 40°, doivent digérer au moins cette quantité d'albumine.

Pharmacopée anglaise.

Pepsine....................	2	grains
Eau........................	1	once
Acide chlorhydrique........	5	gouttes
Albumine d'œuf cuite et pulpée....................	100	grains

Cette albumine doit être dissoute après mélange, agitation et digestion à la température de 130° (54°,4 C.)

... « Will *dissolve* on their being well mixed. »

Pharmacopée allemande.

Pepsine....................	0gr,10	
Eau	150	» (!)
Acide chlorydrique	2	50
Albumine cuite finement divisée....................	10	»

Laisser ce mélange pendant quatre à six heures à la température de 40° jusqu'à ce que l'albumine dissoute communique au liquide une couleur à peine opalescente.

... « Ad liquorem paulum opalescentem *solvat.* »

Pharmacopée belge.

Pepsine	0^{gr},25
Eau	25 »
Acide lactique	0 40 (!)
Fibrine humide	10 »

Faire digérer pendant douze heures (!) à 45°. Le liquide ne doit renfermer qu'un très faible résidu de matière grisâtre et ne pas précipiter par l'acide azotique.

Nous avons donc raison de le dire, tout varie : et la quantité de pepsine et d'eau, et la température, et le temps de macération, et la qualité de l'acide, et le degré d'acidité. Mais le grand point de divergence sur lequel il importe surtout d'appeler l'attention, c'est le résultat final de ces essais. Tandis que certaines pharmacopées exigent la transformation complète de la matière albuminoïde en peptone, c'est-à-dire une *digestion parfaite*, d'autres se contentent d'une simple *dissolution* de cette matière albuminoïde.

Nous aurons souvent, dans le courant de ce chapitre, l'occasion d'insister sur ces faits ; mais, dès maintenant, nous devons faire remarquer combien la dissolution pure et simple est en désaccord avec la propriété spécifique de la pepsine. Son essai rationnel exige évidemment que l'on se place le plus possible dans les conditions normales de la digestion stomacale et, si toutes ces conditions ne peuvent être réalisées, qu'au moins on tienne compte des principales.

Cette conception du sujet nous amène donc naturellement à passer successivement en revue ce qui est réalisable dans nos expériences de laboratoire. Il est certain qu'il est impossible d'obtenir des mouvements analogues à ceux de l'estomac, d'éliminer les peptones au fur et à mesure qu'elles sont formées ; mais il est facile cependant de ne pas trop nous écarter, dans nos digestions artificielles, des autres données de la physiologie : aliment, ferment, acide, temps, température, produits formés.

Après avoir dit quelques mots de l'acidité qui favorise le mieux les essais par digestions artificielles, de la température à laquelle on doit faire ces essais et du temps pendant lequel on doit laisser digérer la matière albuminoïde à transformer, nous insisterons plus particulièrement sur l'aliment ou les aliments que l'on peut prendre comme type.

L'essai d'une pepsine étant fonction de ces trois facteurs : acidité, temps et température, et aussi de la quantité du ferment à essayer ; si nous faisons varier cette quantité, il faut admettre que les autres facteurs seront invariables, et dès lors les établir de manière à se placer dans les conditions les plus favorables et pour l'opérateur et pour le résultat à obtenir.

Les nombreuses expériences que nous avons faites à ce sujet nous ont amené à constater que ces conditions avaient été parfaitement indiquées dans la dernière édition du *Codex*, et à corroborer celles qui déjà avaient été publiées par quelques pharmaciens, et parmi eux MM. Petit et Vigier.

Tous les acides pourraient être employés en faisant varier leur degré de dilution; mais l'acide chlorhydrique est sans contredit celui qui se prête le mieux à l'action de la pepsine, et nous trouvons là encore une preuve de ce que nous avons dit au sujet de l'acidité du suc gastrique.

Le degré d'acidité le meilleur est un peu supérieur à celui de l'estomac (2 0/00 environ) et correspond à 3 0/00 d'acide vrai, soit 10 0/00 d'acide officinal.

La durée de la digestion stomacale est variable (4 heures environ). Le *Codex* indique six heures pour la durée de nos essais *in vitro;* mais il est certain qu'on pourrait arriver au même résultat en d'autant moins de temps qu'on emploierait une plus grande quantité de pepsine.

Cette même observation s'applique à la température que le *Codex* a fixé à 50°, alors que dans l'estomac elle s'élève à peine à 40° ; et nos expériences nous ont maintes fois démontré que les essais faits à cette dernière température pouvaient être parfaitement concluants à la condition d'employer une quantité de pepsine plus grande (le double environ).

La proportion d'eau n'est pas non plus indifférente. L'action de la pepsine cesse en effet de se manifester dans un milieu contenant en solution une certaine quantité de peptone. Dans l'estomac, les produits de la digestion sont en partie éliminés au fur et à mesure de leur formation ; de plus, ces produits digérés sont délayés dans une importante quantité de liquides (liquides absorbés pendant le repas et suc sécrété à ce moment en abondance par les glandes gastriques).

Dans nos essais, il était impossible de suppléer à ces fonctions de sécrétion et d'élimination, et il fallait déterminer la quantité de liquide la plus normale possible. Le *Codex* l'a fixée à six fois le poids de la fibrine employée, et nous avons reconnu que cette proportion était bien choisie pour amener facilement la transformation de toute la fibrine en expérience (1).

Quant aux aliments, au premier abord, il semble naturel que, l'estomac ayant pour fonction de digérer l'aliment azoté, on choisisse, pour faire l'essai physiologique, l'aliment qui concourt le plus à la

(1) Nous avons plusieurs fois constaté que, sans enlever les peptones formées, une même quantité de ferment pouvait continuer à transformer de nouvelles quantités de fibrine en ayant soin d'ajouter chaque fois de l'eau et de l'acide dans les proportions indiquées. Peut-on conclure de là qu'en enlevant les peptones à mesure qu'elles se forment et qu'en maintenant les liquides à un degré constant et normal d'acidité, la pepsine conserve indéfiniment son action? Bien que nos expériences ne

nutrition — la chair musculaire — et cependant, ni dans le *Codex*, ni dans aucune pharmacopée, nous ne voyons ce moyen recommandé. La différence de composition que peut avoir la viande, la quantité variable d'eau qu'elle peut contenir, la présence de parties grasses, nerveuses, tendineuses moins attaquables par la pepsine, constituent quelques-uns des motifs invoqués. Quelques physiologistes, et parmi eux M. Duclaux, ont aussi constaté que les substances alimentaires azotées n'étaient pas toutes attaquées avec la même facilité par le suc gastrique, et que les éléments constituant la fibre musculaire

soient pas assez probantes pour être aussi affirmatif, elles nous autorisent cependant à admettre un pouvoir digestif énorme. Dans l'une d'elles, entre autres, le même décigramme d'une pepsine titrant exactement cinquante a pu digérer 250 grammes de fibrine et, lorsque nous avons cessé l'essai par suite de la difficulté que nous avions à introduire un vase de 2 litres de capacité dans notre étuve à température constante, rien n'annonçait que le pouvoir digestif fût atténué.

étaient inégalement atteints; tandis que, par exemple, les disques de Bowmann étaient à peine gonflés, les sarcoprismes étaient promptement attaqués. Toutes ces raisons sont-elles suffisantes pour renoncer absolument à l'emploi de la viande crue pour les essais de la pepsine? Nous ne le croyons pas.

En choisissant dans la viande de bœuf, le filet par exemple, en le débarrassant de toutes les parties grasses, nerveuses, tendineuses, en le hachant et en le pulpant avec soin, on obtient un produit qui certainement, à défaut de fibrine, peut servir comme type pour un essai. La quantité d'eau contenue dans la viande ainsi préparée est à peu près toujours la même et ne varie guère entre 72 et 74 0/0 (la quantité d'eau contenue dans la fibrine essorée est aussi d'environ 74 à 78 0/0). De même que dans les essais au moyen de la fibrine il reste toujours, dans le liquide, un dépôt à peine appréciable (1),

(1) Pour la fibrine ce dépôt est d'environ 1 0/0 et pour la viande 1,10 0/0.

de même aussi trouverons-nous ce dépôt dans les essais au moyen de la viande, et nous verrons qu'il n'est pas beaucoup plus appréciable. Du reste le liquide filtré donne toutes les réactions des peptones.

Nous ajouterons que la pepsine est fréquemment employée aujourd'hui pour obtenir les peptones de la viande crue. N'y a-t-il pas là encore un motif qui pourrait militer en faveur des essais au moyen de la viande préparée ainsi que nous l'avons dit ?

A l'appui de cette manière de voir, nous donnons le résultat de quelques digestions artificielles, ce qui nous permettra de conclure d'une façon plus rigoureuse.

Pour ces essais, et pour ceux qui suivront, nous nous sommes servi d'une même pepsine que nous avons soigneusement titrée, en nous conformant au procédé adopté par le *Codex*. Le titre est de 75. Nous nous sommes aussi placé dans les mêmes conditions d'acidité, de temps et de température, que celles indiquées précédemment.

1° Essai à 75 :

Pepsine type (titre 75, *Codex*).	0gr,135
Viande maigre, hachée, pulpée.	10 »
Eau distillée acidulée (HCl 10 0/00)................	60 »

Après six heures de digestion à la température régulière de 50° et avant filtration, on remarquait un dépôt floconneux nageant dans un liquide limpide. Ce liquide filtrait rapidement et l'addition de l'acide azotique n'y déterminait aucun précipité.

2° Essai à 100 :

Pepsine....................	0gr,10
Viande cuite, hachée, pulpée. ..	10 »
Eau acidulée.................	60 »

L'aspect de la digestion était le même, la filtration un peu moins rapide, et l'acide azotique ne déterminait aucun précipité.

3° Essai à 150 :

Pepsine	0gr,065
Viande	10 »
Eau acidulée	60 »

Le dépôt floconneux était plus abondant, plus dense, le liquide surnageant un peu trouble, l'acide azotique a déterminé un louche, et quelques heures après, un léger précipité blanc s'était réuni au fond du tube à essai.

4° Essai sans addition de pepsine (viande et eau acidulée seulement) :

Pepsine	0gr,00
Viande	10 »
Eau acidulée	60 »

Avant filtration, on remarquait au bas du flacon un dépôt, non plus floconneux, mais dense, ayant conservé l'aspect de la viande pulpée telle qu'on l'avait mise au début de l'expérience; le liquide était trouble et rougeâtre. La filtration a été très lente, presque impossible, et l'acide azotique ajouté à ce liquide filtré et trouble, a déterminé un abondant précipité gélatineux. Au bout de vingt-quatre heures, les deux tiers à peine du liquide avaient pu filtrer et quelques heures après l'addition de AzO^5, le précipité s'était condensé et nageait à la surface du liquide.

Le titre de cette pepsine, essayée avec la viande, était donc compris entre 100 et 150. Nous avons fait un nouvel essai à 125, en prenant :

Pepsine.....	0gr,08
Viande........................	10 »
Eau acidulée..................	60 »

Avant filtration, la digestion était légèrement trouble, le liquide filtré très clair, mais l'acide azotique déterminait un léger trouble, puis un faible précipité se manifestait.

Un dernier essai à 110 nous ayant donné un trouble et un précipité encore plus faible, nous en avons déduit que le titre était compris entre 100 et 110 et qu'il pouvait être fixé à 100.

Il ressort donc de tous ces essais que

la viande peut remplacer la fibrine dans les digestions artificielles ; mais qu'il faut employer environ 25 0/0 de plus de viande crue que de fibrine ; et, que si on a soin de se maintenir dans nos données, le pharmacien peut, à la rigueur, se rendre ainsi compte de la valeur d'une pepsine.

On pourrait aussi se servir, dans les mêmes conditions, de la viande cuite, qui donne sensiblement le même résultat final ; mais, ainsi que le montre l'essai suivant, il est plus difficile de suivre la digestion dans toutes ses phases.

Pepsine.....................	$0^{gr},10$
Viande.......................	10 »
Eau acidulée................	60 »

Avant la filtration, on ne remarque aucune séparation dans le liquide qui présente une teinte trouble, couleur chocolat. Un peu de graisse se montre à la surface. Ce liquide filtre très lentement, il est clair, jaune d'or, et l'acide azotique ne détermine aucun précipité.

L'albumine de l'œuf est, comme la viande, un aliment usuel, et certaines pharmacopées — nous l'avons vu — l'ont adoptée pour leur mode d'essai; mais toutes celles qui y ont recours se contentent d'exiger, comme preuve de la bonne qualité d'une pepsine, la dissolution de cette albumine après un temps plus ou moins long. Déjà nous avons appelé l'attention sur ce fait important, que la simple dissolution d'une matière albuminoïde par la pepsine n'est nullement probante; certaines pepsines vantées comme dissolvant 500, 1,000 fois et plus leur poids d'albumine, n'ont en réalité qu'un pouvoir digérant des plus faibles. Nous ne devons donc considérer l'albumine qu'au point de vue de sa digestion parfaite.

Dans son remarquable rapport fait à la Société de pharmacie lors de la préparation du *Codex* de 1866, Guibourt, envisageant déjà la question à ce point de vue, signale comme un inconvénient la lenteur de digestion du blanc d'œuf durci et la nécessité d'une agitation continue à cause de la compacité de la texture de cet aliment.

M. Vigier, reprenant cette question, dit aussi qu'au premier abord il semble avantageux de recommander une substance que l'on trouve si aisément à se procurer, mais qu'il a dû cependant renoncer à ce mode d'essai pour les deux raisons suivantes :

1° La difficulté de toujours obtenir l'albumine dans un même état de division ce qui entraîne une action plus ou moins rapide par l'eau acidulée;

2° La rapidité avec laquelle il faut faire cet essai, l'albumine devenant, au contact de l'air, de plus en plus réfractaire à l'action de la pepsine.

De son côté, M. Defresne, renonçant aussi à l'albumine cuite, préconise l'albumine crue, dont on peut facilement briser les cellules par un battage préalable et qui, à cet état, est instantanément impressionnable par l'eau acidulée. Il conclut qu'une pepsine digérant 20 grammes de fibrine doit peptoniser 30 grammes d'albumine crue.

Pour nous, nous ne serons pas aussi absolu que Guibourt et M. Vigier et nous ne rejetterons pas d'emblée un procédé qui est loin d'être inacceptable et d'offrir tous les inconvénients qu'on lui reproche.

Qu'on nous permette en effet de faire observer qu'il est facile d'obtenir, au moyen d'une très fine passoire, l'albumine á un état de division extrême et de la mettre en digestion dès qu'elle est obtenue. Cette matière, il est vrai, est moins sensible à l'action de la pepsine que ne l'est la fibrine, mais il est facile cependant d'établir un terme de comparaison entre ces deux actions, et nous en trouverons la preuve dans les expériences que nous relatons plus loin, expériences faites simultanément avec l'albumine cuite et l'albumine crue. (Voir pages 132-133.)

En conséquence, l'albumine cuite ou l'albumine crue pourraient au besoin servir pour l'essai d'une pepsine, à la condition

ESSAIS	RÉSULTATS	
	AVEC ALBUMINE CUITE	AVEC ALBUMINE CRUE
A 25	Avant filtration. Solution complète, liquide opalescent. Filtration claire, un peu lente. Avec AzO^5 louche insensible.	Avant filtration, liquide limpide. Filtration très rapide et claire. Avec AzO^5, pas de précipité.
A 50	Dissolution complète, liquide opalescent. Filtration lente, liquide filtré légèrement opalescent. Avec AzO^5, léger trouble et faible précipité.	Liquide clair. Filtration rapide, liquide filtré limpide. Avec AzO^5, pas de précipité.
A 75	Dissolution complète, liqueur plus opalescente. Filtration lente, liquide filtré un peu opalescent. Avec AzO^5. Louche sensible et précipité.	Liquide clair. Pas de résidu. Filtration rapide et claire. Avec AzO^5, pas de précipité, mais léger louche.
A 100	Dissolution complète (1), liquide très opalescent. Filtration lente, liquide opalescent. Avec AzO^5, louche très intense et précipité.	Liquide assez clair. Parcelles albumineuses en dépôt et à la surface. Filtration claire et facile. Avec AzO^5, trouble rendant le liquide opalescent.
Sans pepsine, avec eau acidulée seulement.	Liquide très clair. Albumine non-attaquée, réunie au fond du flacon et présentant l'aspect primitif. La liqueur filtre comme de l'eau. AzO^5 ne donne aucun trouble ni précipité, et les autres réactifs ne montrent la présence non pas seulement des peptones, mais même de la syntonine.	Liquide opalescent, léger dépôt. Filtration lente, claire. AzO^5 détermine un précipité dense, gélatineux, rappelant l'albumine crue. Il y a dans ce cas, simple formation de syntonine par suite de l'action HCL.

(1) Cette facilité de dissolution de l'albumine dans un temps plus ou moins long semblerait devoir fournir un caractère pour s'assurer de la valeur d'une pepsine. Si dans les essais on peut en tenir compte, il ne saurait être considéré comme définitif. Il est en effet, loin d'offrir une sensibilité suffisante, et d'indiquer la transformation que l'on doit obtenir.

d'employer l'albumine crue dans les mêmes proportions que la fibrine et en diminuant la quantité d'albumine cuite de 20 0/0 environ.

Il est à remarquer que, quelque faible que soit la quantité d'albumine cuite mise en digestion, l'acide azotique détermine toujours l'apparition d'un trouble. Ce trouble qui au surplus est à peine sensible provient sans doute de la présence, dans cette albumine, d'une matière réfractaire à l'action de l'acide chlorhydrique et de ce que, si sous la seule influence de l'eau acidulée, l'albumine crue subit un commencement de transformation, l'albumine cuite n'en subit aucune.

Guibourt, dans le rapport déjà mentionné, parle d'un essai de la pepsine basé sur ce que, d'après Kaufmann, plus ce ferment est pur, moins il en faut pour coaguler une quantité de lait déterminée. Il critique avec juste raison ce procédé, en disant que, d'une part, le lait pouvant se coaguler d'une façon instantanée, d'autre part des substances autres que la pepsine pouvant aussi coaguler le lait, cette coagulation ne saurait être invoquée comme une preuve suffisante.

Nous avons essayé de faire des digestions avec le caséum et avec la caséine, et nous avons, dans les deux cas, obtenu une peptonisation parfaite. Des essais faits à 50, 75 et 100′ n'ont donné, par l'acide azotique, aucun précipité ; à 150′, cet acide a déterminé un louche très marqué, puis un précipité; sans pepsine en présence de l'eau acidulée, nous avons au contraire obtenu par l'acide azotique le précipité blanc, caillebotté, caractéristique de la syntonine. Mais en employant l'une ou l'autre de ces deux substances, il est difficile de suivre la marche de la digestion, et il reste dans toutes les expériences un tel résidu de matière inattaquée que ce procédé n'est guère recommandable. De plus, si laissant de côté le caséum à cause du beurre qui est d'une grande gêne pour un essai, on veut opérer avec la caséine, sa préparation, sans parler de la dépense, exige de tels soins et un temps si long qu'il est préférable, à défaut de fibrine, d'avoir recours à la viande ou même à l'albumine.

La fibrine est adoptée, comme type d'aliment azoté, et par le *Codex* et par la plupart des pharmacologistes français qui se sont occupés de cette importante question. Il est certain que de toutes les substances albuminoïdes dont nous nous sommes servi dans nos nombreuses expériences de digestions artificielles, la fibrine est celle qui nous a donné les meilleurs résultats. Avec cette substance, prise toujours dans un état de fraîcheur absolue, l'opérateur peut en effet suivre à chaque instant la marche de l'essai. Au début, sous l'influence de l'acide chlorhydrique, la fibrine se gonfle, devient transparente, prend l'aspect d'une matière gélatineuse, le liquide s'épaissit d'abord, puis se liquéfie. Si, à ce moment, on filtre un peu du liquide, on voit que cette opération ne se fait pas facilement, que le liquide filtré est trouble, qu'après avoir été saturé, la chaleur détermine une coagulation, que l'acide azotique fait naître un abondant précipité caillebotté, et, qu'en un mot ce liquide offre toutes les réactions de la première transformation de la matière albuminoïde : la syntonine.

A mesure que l'essai avance, une séparation s'établit et un dépôt floconneux nage dans un liquide devenant de plus en plus clair. Lorsque, enfin, l'essai est terminé, la liqueur refroidie est limpide, filtre avec rapidité, et l'acide azotique ne détermine aucun précipité, ni même le moindre louche.

Il n'est pas indifférent d'employer telle ou telle fibrine, et notre expérience pratique nous a maintes fois démontré que la fibrine de veau ou de bœuf était celle qui donnait d'une façon plus précise les caractères ci-dessus indiqués.

Ces deux fibrines ne diffèrent guère que par les dimensions plus ou moins grandes de leurs filaments. Toutes les deux, après un lavage suffisant, ont une même couleur parfaitement blanche.

La fibrine du mouton se présente sous la forme de filaments déliés et longs. Après avoir été lavée et essorée, elle est d'une couleur gris verdâtre, et le liquide provenant d'une digestion artificielle, bien que assez clair, présente cependant un léger louche. A ce petit inconvénient s'ajoute la difficulté de se procurer une certaine quantité de cette fibrine; il faut en effet le sang de trois à quatre moutons pour en obtenir une centaine de grammes.

Quant à la fibrine de porc, nous avons depuis longtemps renoncé à son emploi, bien que, cependant, cette fibrine, comme les précédentes, puisse, dans les mêmes conditions, indiquer la valeur d'une pepsine. Lavée et essorée, elle présente une couleur grise due à des matières étrangères (noir de fumée, débris de paille, etc.), introduites dans le sang par le fait même de la façon dont ces animaux sont tués et traités dans les abattoirs. Par suite de la présence de ces substances étrangères, et surtout à cause d'une certaine quantité de graisse tenue en suspension, les filtrats résultant de digestions artificielles sont troubles et cette opalescence peut gêner l'opérateur pour constater la netteté de la réaction nitrique.

Voici du reste le résultat de quelques expériences faites avec chacune de ces différentes fibrines et dans les mêmes conditions (Voir tableau ci-contre).

En résumé, de ce court exposé il ressort que le praticien est amplement armé pour s'assurer de la valeur physiologique d'une pepsine et qu'en présence de toutes les pepsines répandues dans le commerce, pepsines provenant de fabrications défectueuses ou importées de l'étranger et, dans ce dernier cas, titrées de façon non conforme aux indications de notre pharmacopée, *un essai préalable est absolument indispensable.*

A défaut de fibrine de veau, que nous

NATURE des FIBRINES	ASPECT DE LA DIGESTION après six heures ET AVANT LA FILTRATION	ASPECT ET RÉACTION du LIQUIDE FILTRÉ
VEAU.	Dépôt floconneux très léger, se séparant nettement d'un liquide limpide, transparent. Pas de graisse à la surface.	Filtration rapide et très claire, l'acide azotique ne détermine ni louche, ni précipité.
BŒUF.	Dépôt floconneux un peu plus volumineux, séparé d'un liquide clair. Pas de graisse à la surface.	Mêmes résultats que ci-dessus.
MOUTON.	Dépôt moins floconneux, presque pulvérulent. Liquide assez limpide. Traces de graisse à la surface.	Filtration un peu moins rapide. Liquide filtré, clair, ne louchissant ni ne précipitant par AzO^5.
PORC.	Dépôt moins floconneux, mélangé de noir de fumée et de débris de paille. Séparation imparfaite du liquide laiteux. Graisse à la surface.	Filtration lente, liquide, d'apparence laiteuse. Avec AzO^5 pas de précipité immédiatement apparent.

considérons comme étant la meilleure, le pharmacien pourra se servir de la fibrine du bœuf, puis de celle du mouton et enfin de celle du porc. S'il lui est difficile de se procurer de la fibrine, d'autres aliments azotés pourront la suppléer et, par ordre de facile digestion, il trouvera : la viande crue, l'albumine crue, la viande cuite et l'albumine cuite.

CHAPITRE VI

PRÉPARATIONS OFFICINALES — SUBSTANCES INCOMPATIBLES

Nous ne croyons pas utile de reproduire ici les différentes formules de préparations de pepsine publiées dans les recueils et les formulaires; nous nous bornerons à mentionner et à discuter les deux formules incrites au *Codex* de 1884, et cette discussion nous amènera à parler des principales substances incompatibles avec la pepsine.

Ces deux formules sont les suivantes :

Vin de pepsine (Œnolé de pepsine).
(*Vinum pepsineum.*)

Pepsine médicinale en poudre.	50gr.	»
ou Pepsine extractive.........	20	»
Vin de Lunel....	1000	»

Délayez la pepsine dans le vin, laissez en contact pendant vingt-quatre heures, filtrez.

Essai. — Mettez dans un flacon à large ouverture :

Vin de pepsine...........	20gr,	»
Eau distillée................	60	»
Acide chlorhydrique officinal..	0	60
Fibrine fraîchement essorée...	10	»

Faites digérer pendant six heures au bain-marie et à 50°, en ayant soin d'agiter jusqu'à solution complète de la fibrine, puis toutes les heures. Filtrez alors la liqueur, dans laquelle l'acide azotique ne devra produire aucun trouble. (*Codex*, 1884, page 624.)

Elixir de pepsine (*Elixirium pepsineum*).

Pepsine médicinale en poudre.	50gr,	»
ou Pepsine extractive.........	20	»
Eau distillée..................	450	»
Alcool à 80°..................	150	»
Sirop simple...................	400	»
Huile essentielle de menthe ou autre pour aromatiser.......	Q. S.	

Délayez la pepsine dans l'eau distillée, puis mêlez au sirop et à l'alcoòl dans lequel l'huile essentielle aura été dissoute.

Laissez en contact pendant vingt-quatre heures. Filtrez.

Essai. — Mettez dans un flacon à large ouverture :

Elixir de pepsine............	20gr,	»
Eau distillée.................	60	»
Acide chlorhydrique officinal..	0	60
Fibrine fraîchement essorée...	10	»

Faites digérer pendant six heures, au bain-marie et à 50°, en ayant soin d'agiter jusqu'à solution complète de la fibrine, puis toutes les heures.

Filtrez alors la liqueur dans laquelle l'acide azotique ne devra produire aucun trouble. (*Codex*, 1884, page 392.)

Il est à remarquer que c'est la pepsine médicinale qu'on indique d'abord comme la base de ces préparations et qu'elle y entre à la dose de 50 grammes par litre, soit 1 gramme pour 20 grammes de vin ou d'élixir. Cependant, dans l'essai inscrit à la suite du *modus faciendi,* au lieu de suivre les indications données pour l'essai de la pepsine, c'est-à-dire en se plaçant dans des conditions telles que 50 centigrammes de pepsine soient mis en présence de 10 grammes de fibrine et 60 grammes d'eau acidulée, on conseille d'opérer avec 20 grammes de vin ou d'élixir, soit 1 gramme de pepsine. De sorte que, dans l'esprit des auteurs du *Codex,* par le fait même de son incorporation dans un vin ou dans un élixir, la pepsine aurait perdu la moitié de sa spécificité.

Nous savons que cette tolérance a été une concession faite à l'opinion d'un physiologiste éminent qui, se basant sur ce que la pepsine est précipitée de ses solutions par l'alcool concentré, et qu'un essai de digestion artificielle est impraticable en présence de ce véhicule, en avait conclu que les préparations alcooliques de pepsine étaient peu rationnelles. Il était cependant bien facile de se convaincre du contraire, et il suffisait pour cela de quelques expériences des plus simples et des plus concluantes.

Ces expériences sont de trois ordres différents :

1. Solubilité de la pepsine dans les solutions alcooliques;

2. Essai d'une pepsine ayant subi longtemps le contact de l'alcool plus ou moins dilué;

3. Essai de digestions artificielles en présence de solutions alcooliques.

1° Solubilité de la pepsine dans les solutions alcooliques. — Si l'on prend de la pepsine et qu'on essaye de la dissoudre dans de l'eau distillée, il est facile de se convaincre qu'elle est soluble en toute proportion (1). Cependant quelque

(1) Dans ces expériences, nous nous sommes servi d'une pepsine desséchée à 40°, obtenue par notre procédé, et dont nous avions préalablement vérifié le titre digestif. Il est bien entendu que si l'on voulait renouveler ces expériences, il fau-

faible que soit la quantité de pepsine en dissolution dans un excès de liquide, la solution est toujours laiteuse et semble contenir une substance insoluble; mais, par la filtration, on obtient un liquide parfaitement limpide.

Il est intéressant d'ajouter que, si ce liquide limpide est évaporé dans les conditions habituelles, le nouvel extractif ainsi obtenu donnera une solution lactescente comme la première, et que dans aucun cas l'addition de l'acide chlorhydrique ne fera disparaître cette lactescence. Il se passe probablement là une réaction encore inconnue entre la pepsine et l'oxygène de l'air, réaction comparable à la formation de ces espèces de pellicules insolubles qui se forment pendant l'évaporation des extraits à feu nu et aux-

drait d'abord s'assurer de la solubilité dans l'eau de la pepsine à essayer, et ne pas employer de ces pepsines dont nous avons déjà plusieurs fois parlé, et qui ne sont solubles que dans des solutions acidulées et souvent très acidulées.

quels on a donné le nom d'*Apothème de Berzélius*, nom bizarre mis sans doute en avant pour masquer l'incertitude dans laquelle se sont trouvés ceux qui, les premiers, ont observé ce phénomène sans pouvoir l'expliquer.

Quoi qu'il en soit, la matière insoluble qui donne aux solutions cette apparence laiteuse n'est jamais en quantité très appréciable, et une série de dosages nous a permis de l'évaluer à environ 2,5 0/0 du produit employé.

Si, au lieu d'eau, on se sert de solutions alcooliques, on constate que, dans les solutions alcooliques faibles, la proportion du résidu insoluble ne diffère pas sensiblement de celle donnée par l'eau pure, et que la pepsine s'y dissout en toutes proportions. Mais, lorsqu'on se trouve en présence de solutions alcooliques fortes, les quantités croissantes de précipité sont en rapport avec le degré alcoolique de ces solutions et par conséquent les parties dissoutes sont de moins en moins importantes. En dosant ces quantités dissoutes — ce qu'il est facile de faire en évaporant, toujours dans les mêmes conditions, un volume déterminé : 20 centimètres cubes par exemple, de chacune des solutions filtrées — on peut se rendre compte du degré de solubilité dans ces différentes solutions.

Ces solutions peuvent être faites de plusieurs manières :

1° Dissoudre la pepsine dans un volume d'eau déterminé et ajouter suffisamment d'alcool pour atteindre le titre voulu. Laisser macérer à froid pendant quelques jours, en ayant soin d'agiter souvent.

2° Opérer comme ci-dessus, mais, après agitation, placer le mélange pendant quelques heures au bain-marie à 40° et filtrer.

3° Pister et triturer soigneusement la pepsine dans un mortier avec la solution alcoolique préalablement faite, mettre le liquide trouble dans un flacon, agiter souvent et laisser en contact pendant vingt-quatre heures.

De ces trois méthodes, les deux dernières seules donnent de bons résultats. La première manière d'opérer est moins satisfaisante. En effet, sous l'influence de l'alcool concentré versé en grande quantité dans l'eau contenant déjà la pepsine, celle-ci se précipite, se contracte et prend un état spécial qui la rend moins soluble.

Ce même inconvénient nous fait aussi rejeter la seconde méthode, bien que le fait de maintenir le mélange à une certaine température favorise sensiblement la solution. Nous avons donc adopté la troisième, nous rapprochant ainsi des données indiquées par le *Codex* pour la préparation du vin et de l'élixir de pepsine. De plus, la pepsine n'étant pas, dans ce dernier procédé, influencée par l'addition brutale de l'alcool, il y avait avantage à se servir de ces solutions pour étudier l'action du ferment soit en présence de l'alcool, soit après que l'alcool en a été éliminé.

Voici maintenant le résultat de quelques-unes de nos expériences :

Pepsine sèche.	Titres des solutions alcooliques.	Volume employé.	Quantités dissoutes.
25 gr.	0	100 c. m. c.	24.35
»	5	»	24.23
»	10	»	23.93
»	15	»	23.57
»	20	»	23.02
»	25	»	22.55
»	30	»	21.68
»	40	»	20.83
»	50	»	18.66
»	60	»	15.29
»	70	»	9.10
»	80	»	4.22
»	90	»	1.91
»	95	»	Négligeable.

Comme on le voit, jusqu'à 15° les solutions alcooliques dissolvent sensiblement la même quantité de pepsine que l'eau distillée. De 15 à 50°, la solubilité va en diminuant mais d'une manière peu rapide. A partir de 50°, au contraire, la progression est grande. Déjà à 80°, la quantité non dissoute est énorme, et elle devient à peu près nulle à 90°.

2° ESSAI D'UNE PEPSINE AYANT SUBI LONGTEMPS LE CONTACT DE L'ALCOOL PLUS OU MOINS DILUÉ. — Ainsi que nous venons de le dire, c'est avec la pepsine retirée des solutions précédentes (1) que nous avons cherché à résoudre cette question. Avant d'être mise en présence de l'alcool, la pepsine type avait été exactement titrée, et ce titre était 80.

Nous avons, après filtration, évaporé à siccité, à la température de 40° et dans les mêmes conditions, un certain volume de chacune des solutions. Avec les produits ainsi obtenus, nous avons fait quatorze essais de digestions artificielles correspondant aux quatorze solutions ci-dessus.

Les résultats ont été les suivants :

(1) Nous n'avons retiré la pepsine de ces solutions qu'après plus de six mois de contact.

ESSAIS DE LA PEPSINE

RETIRÉE DE QUATORZE SOLUTIONS ALCOOLIQUES A TITRES DIVERS.

Titres des solutions.	Réaction par AzO^5.	Titres réels de la pepsine.
Eau distillée seule........	Pas de précipité.	80
Solution alcoolique à 5 %.	—	80
— 10 %.	—	80
— 15 %.	—	80
— 20 %.	—	80
— 25 %.	Léger louche...	75
— 30 %.	Louche........	70
— 40 %.	Léger précipité.	65
— 50 %.	Précipité.......	50
— 60 %.	Précipité abondant.........	35
— 70 %.	Précipité très abondant.....	15
— 80 %.	Précipité caillebotté caractéristique	00
— 90 %.	Précipité caillebotté caractéristique	00
— 95 %.	Précipité caillebotté caractéristique	00

Nous avons renouvelé plusieurs fois ces expériences d'une importance majeure et nous avons toujours obtenu les mêmes résultats. Elles ont été depuis reprises et confirmées au laboratoire de clinique de l'hôpital Cochin.

3° Essais de digestions artificielles en présence de solutions alcooliques. — Si, pour résoudre les deux questions précédentes, nous avons dû faire de nombreux essais, pour répondre à la troisième, il nous a fallu faire aussi, en présence de dilutions alcooliques, une suite progressive de digestions artificielles. Nous croyons inutile de mentionner les différents résultats obtenus en faisant varier les conditions dans lesquelles ces expériences ont été faites; mais en restant, comme nous l'avons fait, dans les données de notre pharmacopée, nous reproduisons les importantes conclusions que ces essais nous ont fournies.

Les digestions artificielles, faites en présence de 1, 2 et 3 0/0 d'alcool, n'ont donné par l'acide azotique ni trouble ni précipité.

A 4 0/0, la réaction nitrique n'a donné qu'un louche presque inappréciable.

A 5 0/0, ce louche était très sensible.

Au-dessus de 5 0/0, l'acide azotique nous a donné un précipité d'autant plus abondant et compact que le degré alcoolique était plus élevé.

Reprenant ces solutions à 5, 10, 15... 0/0 d'alcool, et éliminant cet alcool, soit au moyen du vide, soit à basse température (40°), sous l'influence d'un vif courant d'air, la digestion est devenue alors praticable. Du reste, en se reportant au tableau précédent, on peut se rendre compte qu'il faut que le degré de la solution alcoolique soit bien élevé pour que la spécificité de la pepsine ait été sérieusement influencée.

De ce qui précède, il résulte que les préparations alcooliques de pepsine ne renfermant jamais plus de 20 0/0 d'alcool peuvent contenir ce ferment en grandes proportions, et que la pepsine retrouve toute son action alors que l'alcool est éliminé, soit mécaniquement pour nos digestions *in vitro*, soit physiologiquement dans la digestion stomacale (1).

L'alcool, on le voit, n'a pas, dans la pratique pharmaceutique, d'incompatibilité réelle avec la pepsine ; il en est de même de la plupart des substances administrées à doses médicamenteuses.

Dans un travail très étudié et publié en 1881 sous ce titre : *Recherches sur la pepsine*, M. A. Petit a consacré une partie importante à « l'action des divers corps sur la fermentation peptique ». Les conclusions de ce travail concordent avec celles de nos expériences personnelles, et, comme cet auteur, nous n'avons guère à signaler comme incompatibles à des degrés divers que le tanin, l'acide salicy-

(1) Il est rare que la masse alimentaire contienne dans l'estomac plus de 5 0/0 d'alcool. En effet, l'alcool ingéré se trouve dilué dans de grandes quantités de liquides ; de plus, on le sait, il est rapidement éliminé. S'il en est autrement, comme dans nos essais de laboratoire, la digestion devient pénible et quelquefois impossible.

lique, le chloral, l'acide phénique, l'iode.

Les digestions artificielles se font cependant assez facilement en présence de 1 à 2 0/0 de chloral, d'acide phénique, etc. Nous ne retiendrons donc que le tanin et l'acide salicylique.

Le tanin (1) est la substance, on pourrait même ajouter la seule substance, vraiment incompatible avec la pepsine qu'il précipite de ses solutions. En présence de 0,03 à 0,04 0/0, les digestions artificielles deviennent impraticables, et c'est là une considération à laquelle le clinicien et le pharmacien doivent donner toute leur attention.

Le médecin doit éviter d'associer la pepsine à toute substance contenant du tanin; et, dans la préparation des vins de pepsine, le pharmacien ne devra pas employer un vin quelconque. Son choix devra se porter sur un vin blanc, beaucoup

(1) Et toutes les substances astringentes qui en contiennent (Rhubarbe, Quinquina, Coca. Cachou, Ratanhia; etc.).

moins riche en tanin que le rouge, et encore devra-t-il, avant de l'employer, procéder à un ou plusieurs collages.

L'acide salicylique peut aussi être considéré comme un incompatible, mais à un degré bien moindre que le tanin et moindre aussi que ne l'a indiqué M. Petit.

L'acide salicylique, on le sait, est d'un emploi fréquent en thérapeutique, où on l'administre souvent à doses assez élevées. Il est aussi souvent ajouté à des aliments et à des boissons facilement fermentescibles. — Les bières d'importation, bières allemandes principalement, sont presque toujours salicylées. — L'action de cet acide sur les digestions artificielles devait nous préoccuper, et c'est aussi pour répondre à la demande qui nous a été faite à ce sujet par un savant hygiéniste que nous avons multiplié nos essais.

De ces essais, il résulte que la marche d'une digestion artificielle n'est en rien arrêtée en présence de 0,3 0/0 — contrairement à ce qu'avait avancé M. Petit;

Qu'en présence de 1/2 à 1 0/0 nous avons obtenu une transformation complète de la fibrine;

Qu'à 1 0/0, l'acide azotique nous a donné un louche indiquant que la digestion n'était plus complète;

Et qu'au dessus de 1 0/0 cette digestion devenait de plus en plus impraticable.

L'acide salicylique n'a donc pas, au point de vue qui nous intéresse, toute l'action nocive qu'on lui attribue.

CONCLUSIONS

La pepsine est un ferment soluble de nature albuminoïde, naissant à l'état liquide dans les glandes pepsigènes. La majeure partie s'y fixe sur des matières organiques (nucléus, granulations, débris de cellules, etc.), et devient alors insoluble dans l'eau.

Par le contact, à une douce température, d'une eau acidulée, on peut la dégager des matières sur lesquelles elle est fixée et la rendre soluble.

Il est nécessaire pour la préparation de ce ferment de ne pas employer indistinctement toutes les parties d'une muqueuse stomacale, mais de faire une sélection.

L'acidité du suc gastrique est due, pour

nous, à l'acide chlorhydrique en grande partie combiné.

De toutes ces idées, découle notre procédé de fabrication.

La pepsine doit être légèrement acide et entièrement soluble dans l'eau.

Les essais de pepsine doivent pouvoir se faire, ou avec la pepsine elle-même, ou avec la solution aqueuse de cette pepsine.

Ces essais peuvent se faire, non seulement avec la fibrine, mais encore avec la plupart des aliments azotés (viande, albumine, etc.).

L'alcool faible n'est pas incompatible avec la pepsine.

Le tanin et les substances qui en contiennent sont incompatibles.

BIBLIOGRAPHIE

ACADÉMIE DEL CIMENTO. — *Saggi di naturali esperienze fatte nel'Academia del Cimento*, 1667.

ANDOUARD. — Préparation et conservation de la pepsine (*Journal de pharmacie et de chimie*, t. XXXVI [4], p. 159).

BEALE. — On the preparation of digestive powder from the pig's stomach (in *Archiv. of medicine*, de Beale), I, 1860.

BEAUMONT. — *Experiments and observations on the gastric juice*. Boston, 1834.

BÉCHAMP. — *Bulletin de l'Académie de Médecine*, 1882.

BÉCLARD. — *Traité élémentaire de physiologie*. Paris, 1880.

BERNARD (Claude).— *Revue des cours scientifiques*.

BERNARD (Claude) et BARESWILL. — Analyse du suc gastrique (*Comptes rendus de l'Académie des sciences*, 1884).

BERTHELOT. — In *Ch. Richet*.

BERZÉLIUS. — *Annales de chimie et de physique*, 1813, t. XXXVIII.

Bidder et Schmidt. — *Die Verdauungssäfte.* Mittau et Leipsig, 1852.

Blondlot. — *Traité analytique de la digestion* Nancy, in-4°, 1843.

— Du principe acide du suc gastrique. Nancy, 1851.

— De la manière d'agir du suc gastrique (*Gazette médicale*, n° 19, 1857).

— Nouvelles recherches sur la digestion et le principe acide du suc gastrique (*Journal de physique*, de Brown-Séquard, 1858).

Bouchardat et Sandras. — Recherches sur la digestion (*Annuaire de thérapeutique*, 1843-46).

Braun. — Sur le mode de sécrétion du suc gastrique (*Eckardt's Bieträge zur Anat. und Phys.*, t. VII, p. 27, 1873).

Brucke. — *Sitzb. d. Kais. Ac. de Wissen, in Wien*, 1859, t. XXXVIII, p. 14.

Buchner. — *Répertoire de. pharmacie*, 1867-68, p. 33.

Chandelon. — *Bulletin de l'Académie de médecine de Bruxelles*, 1887.

Children. — *Annales de chimie et de physique*, t. XXXVII, p. 41.

Codex français. — 1866-1884.

Corvisart. — Mémoires sur les aliments et nutriments, 1854.

— Dyspepsie et consomption, etc., 1854.

— Sur les effets physiologiques et thérapeutiques de la pepsine.

Dannecy. — Nouveau mode de préparer la pepsine (*Journal de pharmacie et de chimie*, t. XI [4], p. 403).

Defresne. — *Gazette hebdomadaire de médecine et de chirurgie,* 24 octobre 1884.

Deschamps (d'Avallon). — Chymosine (*Journal de pharmacie et de chimie*, p. 416, 1840).

Duclaux. — *Comptes rendus de l'Académie des sciences*, t. XCIV.

Eberlé. — *Physiologie der Verdauung,* 1834.

Frerichs. — Art. Verdauung in *Wagner's Handworterbug*, 1851.

Gautier (A.). — *Bulletin de l'Académie de Médecine*, 1882.

Grutzner et Ebstein. — Sur le siège de la formation de la pepsine dans l'estomac (*Pflüger's Archiv.*, t. VI, p. 1, 1872; t. VII, p. 617, 1874).

Guibourt.—*Rapport sur la pepsine fait à la Société de pharmacie*, t. II [4], p. 81.

Hagéro. — *Journal de pharmacie et de chimie*, t. II, [4].

Laborde. — Recherches sur l'acide libre du suc gastrique (*Gazette médicale*, 1874. Paris; *Tribune médicale*, 1875-1877).

Leuret et Lassaigne. — *Recherches physiologiques et chimiques pour servir à l'histoire de la digestion*. Paris, 1885.

Leven. — Recherches expérimentales sur la digestion stomacale (*Gazette médicale*, p. 122, 141 et 205, 1874).

Maly. — De la source du suc gastrique, Wien, 1874 (*Wiener Sitzber*, t. LXIX, 1874).

Meissner. — *Sur la digestion des substances albuminoïdes*. Carlsruhe, 1859.

Melsens. — *Chimie physiologique*, de G. Bruylants, 1883-84, p. 88.

Mialhe. — Sur la digestion des matières albuminoïdes, 1846 (*Chimie appliquée à la physiologie*. Paris, 1856).

Payen. — Sur la gastérase (*Comptes rendus de l'Académie des sciences*, 1843, p. 654).

Petit. — *Recherches sur la pepsine*. Paris, 1881.

Pharmacopée allemande, 1882.

Pharmacopée anglaise, 1885.

Pharmacopée belge, 1885.

Pharmacopée espagnole, 1884.

Pharmacopée États-Unis, 1883.

Podwyssoski. — *Archives de Pflüger*.

Prout. — *Annales of philosophy*. Décembre 1829.

Rabuteau. — *Journal de pharmacie et de chimie*, t. XXXI, p. 214 [4].

Réaumur. — *Mémoires de l'Académie des sciences*, 1752, p. 226, 461.

Richet (Charles). — *Recherches sur le suc gastrique et observations sur la digestion faites sur un jeune homme atteint de fistule gastrique à la suite d'une opération de gastrotomie*. Paris, 1879.

Rother (de). — Pepsine de porc (*Journal de pharmacie et de chimie*, t. XXXI [4], p. 166).

Sappey. — *Traité d'anatomie descriptive*, t. IV, p. 164 et suivantes.

SCHEFFER. — Préparation de la pepsine (*Journal de physique et de chimie*, t. XVI [4], p. 125).

SCHIFF. — *Leçons sur la physiologie de la digestion* (Traduction en français. Paris, 1868).

— *Expériences sur la digestion stomacale*, 1872-73.

SCHWANN. — Essence de la digestion (*Muller's Archiv.*, 1836, p. 90).

F.-G. SMITH. — Expériences sur la digestion (*Journal de physique*, de Brown-Séquard, t. I, 1850).

SPALLANZANI. — *Expériences sur la digestion*. In-8°. Genève, 1783. Traduction de Sennebier.

SUNDBERG. — *Journal de pharmacie et de chimie*, 15 juillet, 1886.

SZABO. — *Richet*, p. 30.

TIEDMANN et GMELIN. — *Recherches sur la digestion*, t. I.

VAN HELMONT. — Cité par Haller(*Éléments de physiologie*, t. VI, p. 140).

VIGIER. — *Gazette hebdomadaire de médecine et de chirurgie*, 16-23 mai 1884.

VOGEL. — *Journal de pharmacie et de chimie*, 1842, t. II, p. 273.

WASMANN. — De digestione nonnula dissert. (*Inaug. Berolini*, 1839).

WITTICH (DE). — La pepsine et son action sur la fibrine du sang (*Pflüger's Archiv.*, t. V, p. 435, 1872).

Paris.-Imp. PAUL DUPONT, (Cl.) 1125.12.87.

Paris. — Société d'Imprimerie PAUL DUPONT (Cl.) 1125. *bis* 9.88

www.ingramcontent.com/pod-product-compliance
Ingram Content Group UK Ltd.
Pitfield, Milton Keynes, MK11 3LW, UK
UKHW022107260726
13993UKWH00001B/367